Christoph Jakubek

Der postmortale Harnblasenfüllungszustand

Christoph Jakubek

Der postmortale Harnblasenfüllungszustand

in Beziehung zu der Todesursache / Agoniedauer

Südwestdeutscher Verlag für Hochschulschriften

Impressum / Imprint

Bibliografische Information der Deutschen Nationalbibliothek: Die Deutsche Nationalbibliothek verzeichnet diese Publikation in der Deutschen Nationalbibliografie; detaillierte bibliografische Daten sind im Internet über http://dnb.d-nb.de abrufbar.

Alle in diesem Buch genannten Marken und Produktnamen unterliegen warenzeichen-, marken- oder patentrechtlichem Schutz bzw. sind Warenzeichen oder eingetragene Warenzeichen der jeweiligen Inhaber. Die Wiedergabe von Marken, Produktnamen, Gebrauchsnamen, Handelsnamen, Warenbezeichnungen u.s.w. in diesem Werk berechtigt auch ohne besondere Kennzeichnung nicht zu der Annahme, dass solche Namen im Sinne der Warenzeichen- und Markenschutzgesetzgebung als frei zu betrachten wären und daher von jedermann benutzt werden dürften.

Bibliographic information published by the Deutsche Nationalbibliothek: The Deutsche Nationalbibliothek lists this publication in the Deutsche Nationalbibliografie; detailed bibliographic data are available in the Internet at http://dnb.d-nb.de.

Any brand names and product names mentioned in this book are subject to trademark, brand or patent protection and are trademarks or registered trademarks of their respective holders. The use of brand names, product names, common names, trade names, product descriptions etc. even without a particular marking in this works is in no way to be construed to mean that such names may be regarded as unrestricted in respect of trademark and brand protection legislation and could thus be used by anyone.

Coverbild / Cover image: www.ingimage.com

Verlag / Publisher:
Südwestdeutscher Verlag für Hochschulschriften
ist ein Imprint der / is a trademark of
AV Akademikerverlag GmbH & Co. KG
Heinrich-Böcking-Str. 6-8, 66121 Saarbrücken, Deutschland / Germany
Email: info@svh-verlag.de

Herstellung: siehe letzte Seite /
Printed at: see last page
ISBN: 978-3-8381-3639-4

Zugl. / Approved by: Berlin, Charité, Diss., 2009

Copyright © 2013 AV Akademikerverlag GmbH & Co. KG
Alle Rechte vorbehalten. / All rights reserved. Saarbrücken 2013

Inhaltsverzeichnis

1. **Einleitung** 5

   1.1 **Einleitung** 5
   1.2 **Einfluss auf die Harnblasenfunktion** 6
       1.2.1 Normale Harnblasenfunktion 6
       1.2.2 Blasenentleerungsstörungen 9
   1.3 **Bestimmung der Agoniedauer bei den ausgewerteten Todesursachen** 9
       1.3.1 Plötzlicher Herztod (akuter Herztod, Lungenarterienembolie) 9
       1.3.2 Verbluten (Stich/Schnitt, Hirnblutung, aus innerer Ursache) 10
       1.3.3 Intoxikationen (Btm., Alkohol, Tabletten, Insulin, Rauchgas) 12
       1.3.4 Schussverletzung Kopf/Rumpf 16
       1.3.5 Stumpfes Polytrauma 17
       1.3.6 Ersticken, Erhängen, Ertrinken 18
       1.3.7 Tod durch thermische Einflüsse (Verbrennen, Erfrieren) 21
       1.3.8 Tod durch Dekapitation 22
       1.3.9 Stromtod 22
       1.3.10 Tod nach chronischer Erkrankung (Leberzirrhose, Pneumonie) 23

2. **Zielsetzung der Arbeit** 23

3. **Untersuchungsgut und Methoden** 24

4. **Ergebnisse** 26

   4.1 **Charakterisierung des Sektionsmaterials** 26
       4.1.1 Alter 26
       4.1.2 Körpermaße 27
       4.1.3 Auffindungsmonat 29
       4.1.4 Agoniedauer 29
       4.1.5 Todesursache 30
       4.1.6 Auffindort 31
       4.1.7 Zeit bis Obduktion 31
       4.1.8 Alkoholkonzentration 31
       4.1.9 Bekleidung 33
       4.1.10 Verletzungen 33
       4.1.11 Harn und/oder Kotabgang 34
       4.1.12 Nierengewicht 35
       4.1.13 Herzgewicht 35
       4.1.14 Mageninhalt 36
       4.1.15 Harnvolumen und Harnbeschaffenheit 37
       4.1.16 Drogeneinnahme 39
       4.1.17 Medikamenteneinnahme 40
   4.2 **Harnblasenvolumen in Abhängigkeit von der Agoniedauer** 41
       4.3.1 Alter 42
       4.3.2 Body-Mass-Index 43
       4.3.3 Auffindmonat 45

4.3.4	Todesursache	47
4.3.5	Auffindungsort	49
4.3.6	Zeit bis Obduktion	51
4.3.7	Blutalkoholkonzentration	52
4.3.8	Harnalkoholkonzentration	55
4.3.9	Bekleidung	57
4.3.10	Verletzung	59
4.3.11	Harn und/oder Kotabgang	60
4.3.12	Nierengewicht	63
4.3.13	Herzgewicht	65
4.3.14	Mageninhalt	67
4.3.15	Harnbeschaffenheit	69
4.3.16	Drogeneinnahme	71
4.3.17	Medikamenteneinnahme	74

6. Diskussion 78

7. Zusammenfassung 82

8. Literaturverzeichnis 84

9. Fragebogen 87

10. Danksagung 89

Meinen Töchtern
Paulina und Amelia

1 Einleitung

1.1 Allgemeine Übersicht

Über das Füllungsvolumen der Harnblase bei Verstorbenen wird in der Literatur nur wenig berichtet, insbesondere über eine mögliche Beziehung zwischen Agonie und Todesursache und der Harnmenge [21, 34, 33, 7, 5, 10, 6, 18, 26, 38]. Einzig hervorgehoben wird häufig eine prallvolle Blase bei Drogenabhängigen, die an einer Überdosis Betäubungsmittel oder Tabletten verstarben [17, 24]. Der enorme Füllungszustand der Harnblase wird durch die lange Agoniedauer erklärt, häufig beträgt diese Stunden bis Tage.

Unter Agonie versteht man eine Phase, die einerseits wieder zur Genesung, andererseits zum tödlichen Ausgang führen kann, hier wird von einem sehr labilen Gleichgewichtszustand zwischen Leben und Tod gesprochen [22]. Die lebensbedrohliche Herabsetzung der wichtigsten Funktionen des Organismus wie der Atmung, des Kreislaufes oder des ZNS wird als Beginn der Agonie beschrieben. Dieser Zustand kann nach Wiederbelebungsmaßnahmen reversibel sein. Der Tod bildet das Ende der Agonie als sog. Individualtod und ist charakterisiert als ein Zustand, in welchem eine Wiederbelebung der lebenswichtigen Organe, wie des ZNS, nicht mehr möglich ist. Es folgen das intermediäre Leben und schließlich der endgültige Tod der Gewebe und Organe.

Der Ausdruck Agonie (Todeskampf) charakterisiert viele gewaltsame Todesfälle zu Recht, da durch bewusst erlebten Angriff auf das Leben (Angst, Abwehr, Gegenwehr) heftigste agonale Reaktionen, zum Teil aufgrund der besonderen Pathophysiologie des Sterbevorgangs (z. B. asphyktisches Ersticken), ausgelöst werden können. Viele Sterbevorgänge aus krankhafter innerer Ursache sind begleitet von einer Hypoxie des Gehirns mit Bewusstseinseintrübung und Bewusstlosigkeit, so dass das Sterben nicht mehr bewusst erlebt wird [24].

Unumstritten ist, dass die Grenze vom Leben zum Tod nur sehr schwer exakt zu bestimmen ist. So durchläuft der Mensch vor Eintritt des Todes Stadien, die eine Herabsetzung und Beeinträchtigung lebensnotwendiger Stoffwechselvorgänge zur Folge haben [11].

Von einigen Autoren werden drei Agonietypen unterschieden [22, 24, 11, 36], wobei Typ 1 oder „keine Agonie" als Tod durch überdimensionale Gewalteinwirkung wie z. B.

Explosion, Flugzeugabsturz oder Sturz aus großer Höhe beschrieben wird und es dabei zu einer Totalzerstörung der Körpers kommt. Typ 2 oder „kurze Agonie" betrifft die Fälle des akuten gewaltsamen Todes infolge traumatischer, physikalischer oder toxischer Einwirkungen, aber auch den plötzlichen unerwarteten Tod aus natürlicher Ursache wie z. B. Herzinfarkt oder Aortenruptur. Typ 3 oder „lange Agonie" beschreibt die protrahierte Agonie (fading away) bei chronischen Erkrankungen wie z. B. Pneumonie.

Bis zum Todeseintritt ist der Sterbeprozess prinzipiell durch Wiederbelebungsmaßnahmen reversibel [36], einige Autoren bezeichnen diese Agonieform als Typ 4 [22]. Auf den letzten Typ wird hier nicht weiter eingegangen.

In dieser Arbeit gilt es nicht, den genauen Todeszeitpunkt oder die genaue Agoniedauer durch postmortale morphologische und/oder chemische Veränderungen innerhalb der einzelnen Organsysteme zu klären, was bei einer retrospektiven Untersuchung nicht möglich ist. Die Agoniedauer musste für die vorliegende Untersuchung indirekt eingeschätzt werden, wofür die Todesumstände, die Todesursache und weitere Obduktionsbefunde verwendet wurden.

Anlass zu dieser Arbeit waren die bei den Obduktionen festgestellten gehäuften Fälle mit überdurchschnittlich vollen Harnblasen, was bei Personen mit längerer Agonie wesentlich häufiger aufzutreten schien als bei akut Verstorbenen; die objektive Richtigkeit dieser subjektiv entstandenen Erfahrung sollte überprüft werden.

1.2 Einfluss auf die Harnblasenfunktion

1.2.1 Normale Harnblasenfunktion

Die Niere hat die Aufgabe, Endprodukte des Stoffwechsels als harnpflichtige Substanzen aus dem Blut zu entfernen und auszuscheiden sowie den Flüssigkeits- und Salzhaushalt zu regulieren und damit das innere Milieu aufrechtzuerhalten [29].

Sie hat beim Lebenden eine braunrote Farbe, ein bohnenförmiges Aussehen und ist etwa 12 cm lang, 6 cm breit, 3 cm dick und ca.160g schwer.

Die Niere wird besonders gut durchblutet, was mit ihrer Filtrationsfunktion zusammenhängt. Die normale Harnmenge beträgt etwa 1200-2000 ml/Tag [15].

Die Nieren liegen retroperitoneal. Sie reichen rechts vom 12. Brust- bis zum 3. Lendenwirbelkörper, links vom 11. Brust- bis zum 2. Lendenwirbelkörper. Der Unterrand der Nieren liegt etwa 5-6 cm oberhalb der Crista iliaca des Os ilii. Bei tiefer Inspiration sinkt die Niere im Stehen um bis zu 3 cm, die Nieren sind also atemverschieblich.

Die Innervation erfolgt parasympathisch und sympathisch aus dem Plexus coeliacus, dem Plexus aorticus und vom N. splanchnicus minor.

Bei den ableitenden Harnwegen muss zwischen Harnleiter (Ureter) und Harnröhre (Urethra) unterschieden werden. Die beiden Ureter dienen dazu, den Harn von den beiden Nieren zur Harnblase zu leiten. Durch peristaltische Bewegungen wird der Harn befördert. Der Harnleiter ist etwa 25-30 cm lang und hat einen Durchmesser von 2-7 mm.

Die Harnblase (Vesica urinaria) ist ein muskulöses Hohlorgan, das im kleinen Becken liegt. Die Harnblase hat ein normales Fassungsvermögen von 300-500 ml, danach tritt der Drang zur Entleerung ein. Willkürlich können bis zu 1500 ml zurückgehalten werden, dies ist jedoch sehr schmerzhaft. Je nach Füllungszustand schwanken Lage, Größe und Form der Harnblase.

Die beiden Ureter durchbohren die Blasenwand in einem schrägen Winkel und münden mit je einem Ostium ureteris (Harnleitermündung) seitlich in die Harnblase. Die beiden Ostia ureterum sind durch eine Schleimhautfalte, die Plica interureterica, miteinander verbunden.

Die Urethra beginnt im Bereich des Blasenhalses sichelförmig am Ostium urethrae internum (Harnröhrenmund). In das Ostium urethrae internum ragt von dorsal her die Uvula vesicae (Blasenzäpfchen) hinein, die die Blase abdichtet und keinen Urin hindurchlässt.

Beim Mann liegt die Harnblase der Prostata auf, weshalb sie etwas höher steht als bei der Frau. Die Samenblase und die Ampulle des Ductus deferens liegen der Harnblase dorsolateral an. Die Excavatio recto-vesicalis trennt die Harnblase vom Rectum.

Bei der Frau legt sich der Uterus, nur durch die Excavatio vesico-uterina getrennt, der leeren Harnblase an. Füllt sich die Harnblase, so drückt sie den Uterus nach kranial.

Da sich die Lage der Harnblase je nach Füllung verändert, ist sie nur im Bereich des Blasengrundes und am Blasenhals befestigt.

Am Übergang zwischen Blase und Harnröhre liegt kein eigenständiger „innerer Blasensphinkter", vielmehr verbinden sich die Muskelfasern der drei Schichten der Tunica muscularis im Bereich des Ostium urethrae internum zu einer funktionellen Einheit, die M. detrusor vesicae gennant wird. Der M. detrusor vesicae erweitert bei der Miktion das Ostium und ist somit für die Entleerung wichtig. Der Verschluss erfolgt über elastische Fasern. Willkürlich kann die Urethra nur durch den M. sphinkter urethrae verschlossen werden, der im Bereich des Diaphragmas urogenitale die Urethra umschließt und vom N. pudendus innerviert wird.

Die Harnblase wird sympathisch innerviert über den Plexus vesicalis aus dem sympathischen Blasenzentrum (Reflexzentrum) des Rückenmarks in Höhe von Th12-L1. Über den Sympathikus wird die Blasenfüllung reguliert. Parasympathisch erfolgt die Innervation über den Plexus hypogastricus inferior aus dem parasympathischen Blasenzentrum des Rückenmarks in Höhe von S2-S4. Der Parasympathikus bewirkt die Blasenentleerung.

Der M. detruseor vesicae wird sympathisch gehemmt und parasympathisch aktiviert.

Die Harnblase erhält Blut aus der A. vesicalis superior für den Blasenkörper und Apex vesicae, aus der A. vesicalis inferior für den Blasengrund und aus der A. rectalis media für die dorsale Seite der Harnblase.

Eine Blasenentleerung geschieht, indem sich die Blase zusammenzieht, sich die Muskulatur der Harnröhre und des Beckenbodens entspannt, der Blasenhals einen Trichter bildet und es zu einer völligen Entleerung des Blaseninhalts kommt [2].

Es gibt eine große Bandbreite der Entleerungshäufigkeiten in der Normalbevölkerung [2]. Die normale Entleerungshäufigkeit kann 4- bis 8-mal pro Tag betragen, abhängig von der Flüssigkeitsaufnahme.

Die Kontrolle und funktionelle Koordination des unteren Harntrakts bei der Speicherung und Entleerung von Harn werden durch einen komplexen neuronalen Mechanismus erreicht. Die Versorgung des unteren Harntrakts durch Nerven erfolgt sowohl vegetativ als auch somatisch. Die afferente (sensible) Innervation überträgt Impulse von den unteren Harnorganen über periphere Pfade auf das Rückenmark und zu sensiblen Gehirnzentren über aufsteigende spinozerebrale Stränge. Verschiedene Zentren im Gehirn kontrollieren und koordinieren die Aktivität über absteigende zerebrospinale Stränge. Als ein Ergebnis des Zusammenwirkens dieser sensiblen Afferenzen mit dem Rückenmark kehren efferente Impulse über die parasympathischen Splanchnikusnerven des Beckens zur Blase zurück, diese bewirken, dass sich der M. detrusor zusammenzieht. Zur gleichen Zeit bewirkt der N. hypogastricus des Sympathikus eine Hemmung des inneren Sphinkters. Indem die Kontraktionen an Intensität zunehmen, zwingen sie gespeicherten Harn durch den inneren Sphinkter in den oberen Anteil der Harnröhre. Durch die willkürliche Kontrolle des Beckenbodens über den N. pudendus kann gewählt werden, ob durch Erschlaffung des äußeren Sphinkters Wasser gelassen oder die Entleerung durch Anspannung der Muskulatur des Beckenbodens verschoben wird.

1.2.2 Blasenentleerungsstörungen

Jede Behinderung des Harnabflusses führt zu einer Störung der Ausscheidungsfunktion der Niere [40]. Abflusshindernisse können im Nierenbecken oder in den ableitenden Harnwegen (Missbildung, Stenose, Entzündung, Urolithiasis, Tumor, Prostatahyperplasie) liegen.

Zu den angeborenen Missbildungen zählen am häufigsten die subpelvinen Stenosen, also eine Wandeinengung an der Übergangsstelle des Nierenbeckens in den Ureter.

Erworbene Stenosen der Ureteren sind meist durch Steine oder Tumoren, vor allem durch tumoröse Prozesse (Zervix-, Uterus-, Ovarien-, Dickdarmkarzinome) bedingt.

Beim alten Mann führt eine noduläre Prostatahyperplasie oder ein Prostatakarzinom häufig zu einem Harnaufstau. Somit kann die Störung der Harnentleerung sowohl durch eine Obstruktion des Blasenauslasses als auch durch eine Insuffizienz des Detrusor vesicae bedingt sein [39].

Alle subvesikal gelegenen Harnabflusshindernisse führen in der Blasenwand zu einer kompensatorischen Muskelhypertrophie mit trabekelartiger Verbreiterung der Muskelbündel (Balkenharnblase). Die zwischen den Muskelbündeln gelegenen Anteile der Harnblasenhinterwand werden durch den erhöhten intraluminalen Druck divertikelartig ausgesackt (Pseudodivertikel). Im weiteren Verlauf staut sich der Harn in die Ureteren und das Nierenbeckensystem zurück, was zur irreversiblen Erweiterung des Nierenbeckens und Kelchsystems mit Atrophie des Nierenparenchyms führt.

1.3 Bestimmung der Agoniedauer bei den ausgewerteten Todesursachen

1.3.1 Plötzlicher Herztod (akuter Herztod, Lungenarterienembolie)

Berücksichtigung fand nur der so genannte „plötzliche Herztod", das heißt, der Tod war unerwartet und erfolgte nach Zeugenaussagen aus scheinbar völliger Gesundheit heraus [10, 35, 38, 11]. Bei dem akuten Herztod handelte es sich bei den Verstorbenen zumeist um einen frischen Herzinfarkt, gefolgt von Herzklappen- und Muskelerkrankungen. In Abhängigkeit von der Lokalisation können ausgedehnte Herzinfarkte sofort zum Tod führen [44]. Es wurde von einer maximalen Agoniedauer im Minutenbereich ausgegangen.

Bei einer Aortenaneurysmablutung handelt es sich um einen spontanen Einriss einer umschriebenen Ausweitung der Körperschlagader. Es folgt ein schneller Tod mit Verbluten in die Brust- oder Bauchhöhle.

Relativ gesehen haben Herztodesfälle unter den plötzlich und unerwartet Verstorbenen mit 50-75% den größten Anteil [5], gefolgt von Erkrankungen des Respirationstraktes (10-15 %), des Zentralnervensystems (5-10 %) und des Gastro- und Urogenitaltraktes (5-10 %) [24].

1.3.2 Verbluten (Stich/Schnitt, Hirnblutung, aus innerer Ursache)

Die Einwirkung scharfer Werkzeuge und Gegenstände, wie Messer, Dolche, Rasierklingen, Scheren, Schraubenzieher, abgeschlagene Flaschen oder Bleche, führt zu glattrandigen Haut- und Weichteildurchtrennungen [44].

Nach der Gewalteinwirkung werden Stich und Schnitt unterschieden. Stichwunden sind meist tiefer als lang, bei Schnittwunden ist es umgekehrt [11,12, 35].

Stichverletzungen: Die Stichverletzungen haben eine Einstichwunde, einen Stichkanal und bei Durchstichen eine Ausstichöffnung. Der Blutverlust nach außen kann gering sein, weil durch die Verschiebung von Haut, Muskulatur und anderen Körpergeweben die Verletzung abgedichtet ist.

Ein sofortiger Todeseintritt nach Stichverletzungen stellt die Ausnahme dar. Mit einem raschen Tod ist zu rechnen bei kräftiger, schneller Blutung aus großen Herz- und Gefäßverletzungen sowie bei Luftembolie und bei Blutaspiration [35].

Dieser Umstand erklärt, dass sich bei Tötungsdelikten durch Stiche nicht selten eine Vielzahl von Wunden findet, weil das Opfer zunächst keine relevante Wirkung auf die beigebrachten Verletzungen zeigt. Sogar Herzstiche lassen vereinzelt eine längere Handlungsfähigkeit zu.

Schnittverletzungen: Entsteht durch scharfe Gewalteinwirkung eine Wunde, deren Länge größer als deren Tiefe ist, spricht man von einer Schnittverletzung. Typische Schnittarten sind der Pulsaderschnitt und der Halsschnitt. Der Tod durch Schnittverletzungen tritt oft infolge Verblutens nach außen ein. Die Durchtrennung einer großen Halsschlagader führt nicht selten zum Tod durch Luftembolie, gelegentlich erfolgt bei eröffneter Luftröhre oder verletztem Kehlkopf eine Blutaspiration [35, 9].

Auch bei zahlreichen Schnittwunden kann die Handlungsfähigkeit der Verletzten längere Zeit erhalten bleiben.

Häufigste Todesursache nach Stichverletzungen ist der akute Volumenmangelschock [30]. Ursächlich sind in der Regel Eröffnung von Schlagadern oder größeren Venen bzw. die Eröffnung einer Herzkammer. Bei Ausbildung einer Herzbeuteltamponade kann es zum Herzstillstand ohne wesentlichen Blutverlust kommen.

Bei den ausgewerteten Daten von 300 Verstorbenen handelte es sich in acht Fällen um die Todesursache Verbluten nach Stich- oder Schnittverletzung (2,7 %). In zwei Fällen zeigte sich eine komplizierte Stich-Schnitt-Schussverletzung (25 %), in zwei Fällen eine Schnittverletzung am Hals mit Durchtrennung der Kopfschlagader (25 %) und in vier Fällen multiple Stichverletzungen mit Beteiligung des Kopfes, Halses und der Brust (50 %). In allen Fällen kann man von einem schnellen Verbluten mit einer relativ kurzen Agoniedauer ausgehen.

Hirnblutung:

Als Komplikation z. B. einer Bluthochdruckkrankheit kann eine Massenblutung in das Gehirn (Apoplexie = Schlaganfall = Gehirnschlag) infolge Gefäßzerreißung zu einem schnellen Tod führen [44]. Eine Blutung in das Schädelinnere findet sich ebenfalls, wenn eine umschriebene Ausweitung (Aneurysma) der Hirnbasisarterien einreißt.

In den Industrieländern sollen bis zu 10 % aller Todesfälle auf einen „Schlaganfall" zurückgehen [24]. Großen Autopsieserien zufolge leiden 1-2 % der Bevölkerung an einem Aneurysma der Hirnbasisarterien, bei Ruptur kommt es in 10 % der Fälle durch Irritation vitaler Hirnstammzentren und/oder Spasmen größerer leptomeningealer Arterien mit konsekutiven Hirninfarkten zum sofortigen Tod [24].

Bei dem überwiegendem Teil der 13 Fälle (4,3 %) im eigenen Untersuchungsgut handelte es sich um eine länger dauernde Agonie.

Verbluten aus innerer Ursache:

Zu Verbluten aus innerer Ursache zählen am häufigsten die Ösophagusvarizenblutung und blutende oder durchgebrochene Geschwüre im Magen und Zwölffingerdarm, nicht selten begleitet von relativ hohen Blutalkoholkonzentrationen [5, 24, 44]. Ätiologisch liegt meist eine Leberzirrhose zugrunde.

Die Agoniedauer lag in einem Teil der Fälle nach Zeugenaussagen und Obduktionsbefund im Stundenbereich, dem gegenüber stand bei dem anderen Teil der Verstorbenen eine kurze Agoniedauer im Minutenbereich im Vordergrund.

Bei den ausgewerteten 300 Verstorbenen handelte es sich in 18 Fällen um die Todesursache Verbluten aus innerer Ursache (6 %). Sieben verstarben an einer akuten Ösophagusvarizenblutung (39 %), neun an einer Magen-Darm-Blutung (50 %), in jeweils einem Fall handelte es sich um eine tumorbedingte Blutung (5,5 %) und Verbluten nach einer Explosion (5,5 %).

1.3.3 Intoxikationen (Btm., Alkohol, Tabletten, Insulin, Rauchgas)

Betäubungsmittelinitoxikation:

Mehr als 80 % aller Todesfälle von Heroinsüchtigen sind auf die toxischen Wirkungen dieses Opiates zurückzuführen, oft aufgrund einer Überdosierung, in 10-15 % waren es Unfälle oder Selbstmorde und in 1 % eine Hepatitis [8].

Die Gründe für eine Überdosierung liegen, abgesehen von Fällen mit beabsichtigtem Suizid, vielfach in der Unkenntnis der wahren Zusammensetzung des injizierten Mittels, ferner zum Teil in einer erhöhten Empfindlichkeit. Sehr oft haben wir es mit Rückfälligen zu tun, die dieselben Dosen injizierten, die sie vor dem Pausieren benutzt haben, damals jedoch wegen hoher Toleranz ohne lebensbedrohliche Wirkung [8].

Als tödliche Dosis für nicht tolerante Erwachsene gelten ungefähr 0,1-0,2 g Heroin pro kg KG bzw. 0,2-0,4 g Opium pro kg KG [8] oder bei Heroin zwischen 50–75 mg, bei Morphin zwischen 100–300 mg [5, 38, 11]. Bei Süchtigen mit Toleranzentwicklung kann sie mehr als 10-fach höher sein. Einzelne Substanzen, wie Fentanyl, können schon in Dosen von 0,002 g zum Tod führen.

Pathogenese:

Toxische Dosen narkotischer Analgetika lösen in der Regel innerhalb kurzer Zeit Bewusstlosigkeit aus, die sich rasch zum tiefen Koma steigern kann [11, 8]. Morphin bewirkt peripher eine Tonussteigerung der glatten Muskulatur unter anderem an der Harnblase und einen Harnverhalt [11, 24]. Der Tod tritt gewöhnlich durch Atemlähmung ein. Es handelt sich mit hoher Wahrscheinlichkeit um zentralnervöse Effekte, die sich nur quantitativ von der analgetischen Wirkung unterscheiden. In mancher Hinsicht erinnert die akute Opiatvergiftung an eine Intoxikation durch Parasympathomimetika, u. a. durch die Miosis.

Klinik:

Klinisch äußern sich schwere Überdosierungen von Opiaten bzw. anderen narkotischen Analgetika in einer Verminderung der Ansprechbarkeit, einer ausgesprochen flachen und langsamen Atmung, hochgradiger Miosis, Bradykardie und Hypothermie. Ein tödlicher Ausgang beruht mehrheitlich auf einem respiratorischem Versagen bzw. einem kardiorespiratorischen Stillstand. Der Tod tritt bei einer akuten Morphinvergiftung innerhalb von sechs bis zwölf Stunden ein [43]. Überlebende zeigen zum Teil Symptome, die auf hypoxische Hirnschäden hinweisen. Eine nicht unwesentliche Rolle spielt die schwere allergische Reaktion nach einer Latenz von Minuten und/oder der plötzliche Tod (anaphylaktisches Hirnödem) [16].

Bedingt durch die zunehmende Verbreitung der Polytoxikomanie [13,16, 41] verursachen bei immer mehr Drogentoten nicht nur Betäubungsmittel allein, sondern zusätzlich eingenommene Medikamente den Tod.

Zur Dosierung der Medikamente kann festgestellt werden, dass bei den meisten Drogentoten die Arzneimittel in einer Menge nachgewiesen wurden, die alleine nicht zum Tod führen können [16].

Bei den eigenen Untersuchungen zeigte sich in 46 von 300 Fällen der Tod durch eine Betäubungsmittelintoxikation, fast ausschließlich handelte es sich um morphinartige Substanzen. In den meisten Fällen wurde von einer langen Agoniedauer im Stundenbereich ausgegangen. In Ausnahmefällen zeigte sich ein nach Zeugenaussagen plötzlicher Todeseintritt mit kurzer Agoniedauer.

Alkoholintoxikation:

Alkohol wird im Rahmen rechtsmedizinischer Obduktionen relativ häufig vorgefunden (23,6 %) [5]. Ethanol ist das älteste und weltweit am meisten benutzte legale Rauschmittel [44, 21]. In Deutschland leben schätzungsweise 9,3 Millionen Alkoholgefährdete, 1,6 Millionen Alkoholabhängige, jährlich sind etwa 40.000 alkoholbedingte Todesfälle zu verzeichnen, 16.000 Menschen sterben aufgrund chronischen Alkoholmissbrauchs, die meisten davon an Leberzirrhose.

Die größte toxikologische Bedeutung des Alkohols resultiert aus seiner Verwendung als Genussmittel. Die Aufnahme von Ethanol in den Körper erfolgt am häufigsten durch Trinken. Toxikologisch wichtigstes Zielorgan ist das zentrale Nervensystem, wo sich die größte Anreicherung in der Großhirnrinde findet [44]. Nach Aufnahme von Ethanol treten zunächst zentral anregende Effekte auf, bei größeren Trinkmengen kommt es zu einer zentralen Dämpfung mit zunehmender Bewusstseinseintrübung bis zur Bewusstlosigkeit. Unbehandelt tritt der Tod nach sechs bis zwölf Stunden unter dem Bild einer Narkose mit Absinken der Körpertemperatur, Kreislaufzusammenbruch und Atemlähmung ein [10, 11, 35]. Als tödliche Dosis für Erwachsene gelten Mengen um 6-8 g Ethanol pro Kilogramm Körpergewicht [10, 11, 12]. Bei Werten ab 3-5 ‰ ist mit einem tödlichen Ausgang zu rechnen [44,11]. Kommt es während der Bewusstlosigkeit zum Erbrechen, führt nicht selten eine Erstickung durch Speisebreiaspiration zum Tod. Tödliche Alkoholvergiftungen kommen fast immer unbeabsichtigt zustande [5]. Als disponierendes Moment spielt die akute Alkoholisierung für das tödliche Geschehen speziell beim Tod im Wasser, beim Bolustod, nach Stürzen, Verkehrsunfällen, Verbrennung nach Einschlafen mit einer Zigarette, CO-Vergiftungen und bei der Unterkühlung eine wesentliche Rolle [21, 44].

Für die tödliche Alkoholvergiftung ist ein langer Verlauf typisch, und es zeigt sich damit, dass der Tod zumeist nicht in der Anflutungsphase eintritt, sondern zu einem Zeitpunkt, in dem der Gipfel der Blutalkoholkurve längst überschritten ist [11].

Weiterhin ist der Alkohol geeignet, den Entschluss zur Selbsttötung, aber auch deren Ausführung zu erleichtern. Bei den häufig gewählten Suizidarten liegt der Anteil einer alkoholisierten Beeinflussung bei bis zu 40 % [44].

Vorrangig bei den Medikamentenvergiftungen kommt die Alkoholwirkung als konkurrierende Todesursache in Betracht.

Der Tod infolge einer Alkoholvergiftung tritt nach fünf bis zwölf Stunden in tiefer Narkose durch Atemlähmung ein [5].

Tablettenintoxikation:
Schlafmittelvergiftungen nehmen von Jahr zu Jahr zu und gehören inzwischen zu den bei weitem häufigsten Vergiftungen [38].

Vorrangige forensische Bedeutung haben Medikamentengruppen, die direkt auf das Zentralnervensystem wirken. Im Vordergrund stehen Psychopharmaka [44]. Unter diesem Begriff werden Arzneimittel mit bevorzugter Wirkung auf die höhere Nerventätigkeit zusammengefasst, die vor allem Informationsverarbeitung, Assoziationsfähigkeit, Stimmung und Gefühlslage beeinflussen. Aus der Hauptgruppe der Psychopharmaka sind zu erwähnen [44]:

Antidepressiva wirken stimmungsaufhellend und antriebssteigernd.

Neuroleptika bewirken eine Herabsetzung der psychischen Reaktivität bei Erhaltung der Wahrnehmung und des Bewusstseins, Dämpfung der Affektivität, Beruhigung, Unterdrückung von Wahnideen, Verminderung von Aggressivität.

Tranquilizer wirken beruhigend und angstlösend, vermindern Initiative und Wachheit und begünstigen den Schlafeintritt.

Hypnotika/Sedativa sind Schlaf-/Beruhigungsmittel.

Antiepileptika

Analgetika/Antirheumatika, u. a. Chloroquin

Andere: *Antiarrhythmika* führen zum Herzstillstand, *Digitalis* zu Herzrhythmusstörungen.

Infolge der weiten Verbreitung der Psychopharmaka sind suizidale Vergiftungen recht häufig. Ungewollte Überdosierungen treten nur selten auf. Handelt es sich um Mischintoxikationen, ist mit unvorhersehbaren Wechselwirkungen zu rechnen.

Bei toxischer Überdosierung zentral wirksamer Arzneimittel kann es innerhalb von zehn bis 30 Minuten [35] zu einer tiefen Bewusstlosigkeit [21] und schließlich zu einer tödlichen Atemlähmung kommen. Die tödliche Dosis hängt von vielen Faktoren ab, meist muss jedoch eine größere Menge Tabletten eingenommen werden, um eine toxische Wirkung zu erreichen. Bei vielen Patienten wird durch gleichzeitige Aufnahme von Alkohol die Arzneimittelwirkung verstärkt [38, 44].

In der Regel werden Suizidversuche mit zentral dämpfend wirkenden Arzneimitteln und Paracetamol, gefolgt von Antihypertensiva und selten wahllos mit vorhandenen Arzneimitteln vorgenommen, die für giftig gehalten werden. Ein gleichzeitiger Alkoholkonsum ist weit verbreitet [37].

Nach eigenen Untersuchungen fanden acht von 300 Menschen den Tod durch Tablettenintoxikation. Zumeist wurde die gleichzeitige Aufnahme von Alkohol beobachtet. Man muss mit einer längeren Agoniedauer im Stundenbereich rechnen.

Insulinintoxikation:
Rechtsmedizinisch relevante Hypoglykämie-Formen sind die einer relativen Überdosierung von Insulin bzw. Sulfonylharnstoffen [19]. Eine besondere Rolle spielt die so genannte Hypoglycaemia factitia durch nicht erforderliche Insulininjektionen im Rahmen eines sog. Borderline-Syndroms oder suizidal. Betroffene sind häufig Angehörige der Heilberufe oder Verwandte von Diabetikern [19, 21].

In höheren Dosen gespritzt, entwickelt sich eine Unterzuckerung (hypoglykämischer Schock) mit Krampfanfällen und Bewusstlosigkeit, die tödlich enden kann [44].

Bei dieser Todesursache kann man von einer längeren Agoniedauer im Stundenbereich ausgehen.

Rauchgasintoxikation:
Kohlenmonoxid geht mit Hämoglobin im Blut eine festere Verbindung ein als Sauerstoff. Die CO-Bindungsfähigkeit des Hämoglobins wird als 200- bis 300-mal höher als jene des Sauerstoffs angegeben [26]. Durch die Mangelversorgung mit Sauerstoff tritt der Tod innerhalb weniger Minuten ein [1].

Schon ein Gehalt von 0,5 % CO in der Luft führt zu innerer Erstickung mit tödlichem Ausgang [35]. Hinweise für eine Kohlenmonoxidvergiftung sind an der Leiche die lachsfarbene Muskulatur, hellrotes, flüssiges Blut und die hellroten Totenflecke.
Nach eigenen Auswertungen erlitten sechs Patienten eine Rauchgasintoxikation (2 %) und verstarben innerhalb von Minuten.

1.3.4 Schussverletzung Kopf/Rumpf

Die Schussverletzung wird als eine Sonderform des stumpfen Traumas aufgefasst [32].
Die Schädigung des Organismus beruht auf der Einwirkung eines Geschosses, das durch hochgespannte Gase aus einem Waffenlaus getrieben wird und mit hoher Geschwindigkeit auf den Körper trifft. Die verletzende Wirkung von Geschossen beruht einerseits auf direkter Zerstörung von anatomischen Strukturen im Verlauf des Schusskanals, andererseits auf Läsionen, die abseits davon durch Druckschwankungen und Gewebsdislokationen zustande kommen. Das Ausmaß der Geschosswirkung ist davon abhängig, wie viel kinetische Energie im Gewebe abgegeben wird.
Nach statistischen Untersuchungen verlaufen etwa 20 % der Schussverletzungen primär tödlich, d. h., die Opfer versterben, noch bevor sie einer ärztlichen Versorgung zugeführt werden können [32].
Eine direkte Zerstörung lebenswichtiger Zentren des Hirnstamms ist unter anderem bei Genickschüssen zu erwarten, eine Sonderstellung hat die Exenteration des Gehirns aus der Schädelkapsel (Krönlein-Schuss). Häufig führten auch die nachfolgende intrakranielle Drucksteigerung, eine Blutaspiration oder eine venöse Luftembolie zum Tod [5, 32, 21, 9].
In der Regel tritt bei Kopfschüssen sofort eine Bewusstlosigkeit ein infolge des stoßartig erhöhten Schädelinnendruckes. Die Handlungsfähigkeit kann jedoch besonders nach Schläfenschüssen erhalten bleiben, wie es beim Selbstmord typisch ist, das Geschoss schädigt nur die beiden Schläfen- und Stirnlappen, sonst keine wichtigen Gehirnteile [5, 35].
Verletzungen des Herzens, großer Gefäße oder parenchymatöser Organe sind Quellen massiver innerer Blutverluste mit Blutungsschock. In diesen Fällen ist mit einer zerebralen Hypoxie mit konsekutiver Bewusstlosigkeit zu rechnen. Ein unmittelbarer Kreislaufstillstand würde kaum eintreten, da die Sauerstoffreserven des Gehirns ausreichen, noch einfache oder kurze Handlungen auszuführen. Es sind Fälle beschrieben, bei denen Schussverletzte trotz schwerster Traumatisierung lebenswichtiger

Organe noch überraschend differenzierte Handlungen verrichtet haben [32, 35]. Sind Herz oder Aorta verletzt, geht man von einer eher kurzen Agoniedauer aus.

Bei den ausgewerteten Akten von 300 Verstorbenen wurden 16 Todesopfer durch Schussverletzungen beschrieben (5,3 %). Bei einem Fall handelte es sich um einen Brustschuss in suizidaler Absicht mit Herzdurchschuss. In den restlichen 15 Fällen handelte es sich um Kopfschüsse mit zum Teil schwersten Hirnverletzungen.

1.3.5 Stumpfes Polytrauma

Die stumpfe Gewalt ist charakterisiert durch eine flächige oder kantige Einwirkung auf den menschlichen Körper. Es sind mehrere Abläufe möglich [5, 44]:
Der sich bewegende Mensch trifft auf ein ruhendes Widerlager (Sturz aus
größerer Höhe, Treppensturz).
Ein bewegter Gegenstand trifft auf den Körper (Schläge mit Faust, Gegenständen,
Beile oder Äxte mit ihrer stumpfen Seite, geworfene und herabfallende
Gegenstände).
Beim Zusammenstoß (Kollision) treffen ein Mensch und ein Gegenstand
aufeinander (Verkehrsunfall).
Folgende Todesursachen sind nach stumpfer Gewalteinwirkung möglich [44]:
→ Zertrümmerung lebenswichtiger Organe
→ Innere und äußere Blutungen
→ Ersticken durch Blutaspiration oder durch Aspiration von erbrochenem Mageninhalt
→ Kreislaufschock
→ Fettembolie, Luftembolie
→ Komplikationen wie Infektionen, Lungenentzündung oder Sepsis

Stumpfe Gewalt wird überwiegend im Straßenverkehr beobachtet, an erster Stelle stehen die Schädel- und Hirnverletzungen [5].
Nach eigenen Untersuchungen handelte es sich bei den 300 ausgewerteten Verstorbenen in 37 Fällen um ein stumpfes Polytrauma (12,3 %). Dabei war in 15 Fällen ein Fenstersturz aus großer Höhe zu beobachten, zum Teil mit Aortenruptur, Herzverletzung oder Hirnstammzerreißung, in fünf Fällen war es eine Zugüberrollung, ebenso mit erheblichen Hirnverletzungen. In diesen Fällen geht man von einer sehr kurzen Überlebenszeit aus. Im Weiteren wurden zwei LKW-Überrollungen, zwei schwere Verkehrsunfälle, sieben Stürze

aus geringer Höhe, ein Motorradunfall und eine Autoüberrollung dokumentiert. Hierbei handelte es sich um eine Agoniedauer im Minutenbereich.

1.3.6 Ersticken, Erhängen, Ertrinken

Ersticken:

Jeder Tod infolge eines Sauerstoffmangels im Organismus wird als Ersticken bezeichnet [35, 44]. Der Organismus benötigt für den Erhalt des Lebens die Zufuhr von Sauerstoff, ohne diesen sterben die Organe, Gewebe und Zellen nach und nach ab. Eine vollständige Unterbrechung der Sauerstoffzufuhr führt im Allgemeinen nach etwa 5-10 Minuten zum irreversiblen Erlöschen sämtlicher Hirnfunktionen und damit zum Tod [5, 44, 24].

Die Sauerstoffversorgung kann aus verschiedenen Gründen gestört sein: zu wenig Sauerstoff in der Atemluft (Kohlendioxid, große Höhe), Verlegung der Atemwege aus natürlicher (Kehlkopfschwellung) und nichtnatürlicher (Zuhalten von Mund und Nase, Aspiration von Fremdkörpern) Ursache, Behinderung der Atemmechanik aus natürlicher (zentrale Atemlähmung) und nichtnatürlicher (Behinderung der Brustkorbbewegung durch Einklemmen oder Verschütten) Ursache, behinderter Gasaustausch in den Lungen (Lungenödem) und Einschränkung der Transportkapazität von den Lungen ins Gewebe (Blockierung der Sauerstoffbindung bei Kohlenmonoxidvergiftung).

Es werden folgende Phasen durchlaufen, die jeweils etwa ein bis zwei Minuten dauern [28]:

Phase der Atemnot: verstärkte Atemtätigkeit, inspiratorische Dyspnoe, Zyanose, Bewusstseinsverlust.

Erstickungskrämpfe (Folge des zerebralen O_2-Mangels): Pulsschlag meist beschleunigt, Blutdruck erhöht, Urin- und Kotabgang kommen vor.

Präterminale Atempause: Atemstillstand, Blutdruckabfall, Tachykardie.

Phase der terminalen Atembewegungen: schnappende Atembewegungen, gefolgt von endgültigem Atemstillstand. Kreislauf kann den Atemstillstand minutenlang überdauern.

Der Sterbevorgang dauert bei einer sofort und anhaltenden vollständigen Erstickungssituation, insbesondere beim Erhängen, etwa drei bis fünf Minuten [28].

Nach eigenen Untersuchungen handelt es sich bei den vier Erstickungsfällen bei drei Verstorbenen um einen Bolustod, ein Verstorbener zog sich zu Lebzeiten in suizidaler Absicht eine Plastiktüte über das Gesicht. Um einen Bolustod handelt es sich, wenn in den Mund aufgenommene, unzerkaute Nahrungsbrocken aufgrund ihrer Größe nicht heruntergeschluckt und auch nicht wieder herausgewürgt werden können und im Schlund stecken bleiben. Der Großteil solcher Fälle ereignet sich bei hastiger Nahrungsaufnahme, also unfallmäßig, häufig im Zusammenhang mit Alkohol oder einer zentralnervösen Störung [5]. Bei häufig durch Zeugen beschriebener fehlender Erstickungssymptomatik war man schon vor langer Zeit der Annahme, es könnte sich um einen Reflextod handeln [44]. Infolge der akuten Überdehnung des mit vegetativen Nervenfasern versorgten Schlund- und Kehlkopfbereiches komme es zur fehlerhaften Stimulierung des parasympathischen Nervensystems (Vagus), was einen unmittelbaren Herzstillstand auslösen könne. Der „Vagustodtheorie" wurde aber widersprochen, da auch Fälle mit einer Erstickungssymptomatik beobachtet wurden [25, 4].

Wenn sich eine Person eine Plastiktüte über den Kopf zieht, kann ein tödlicher Sauerstoffmangel resultieren, eine feste Abdichtung am Hals ist dazu nicht nötig. Aufgrund der anfangs noch möglichen CO_2-Abatmung kommt es nicht zu einer dramatischen Erstickungssymptomatik [44].

<u>Erhängen:</u>
Beim Erhängen wird das um den Hals liegende Strangwerkzeug durch das Gewicht des eigenen Körpers zugezogen und dadurch der Hals komprimiert. Es genügt ein Teil des Körpergewichts, so dass ein Erhängen auch im Sitzen, Knien, Hocken oder Liegen möglich ist [5, 44]. Beim Erhängen werden die Blutgefäße des Halses komprimiert. Durch die Unterbrechung des Blutzuflusses zum Kopf treten infolge von Sauerstoffmangel im Gehirn nach fünf bis zehn Sekunden Bewusstlosigkeit und nach fünf bis zehn (fünf bis 18) Minuten der Tod ein [35, 44, 5].

Der Abschluss des Luftweges durch die Tamponade des Nasenrachenraumes ist für den Eintritt des Todes nicht entscheidend [35].

Beobachtungen von Hinrichtungen zeigten, dass nach der eingetretenen Bewusstlosigkeit und nach einer kurzen Phase der Ruhe krampfartige Zuckungen auftraten. Mitunter beobachtete man einen Kot-, Urin- oder Spermaabgang [5]. In der letzten Phase trat eine Schnappatmung auf, nach Sistieren der Atembewegungen schlug das Herz noch bis zu einer Viertelstunde [44].

Die meisten Unfälle durch Erhängen passieren bei autoerotischen Unfällen [21].

In den 300 ausgewerteten Fällen fanden 36 Menschen den Tod durch Erhängen (12 %).

Ertrinken:

Im Jahr 2004 wurden in Deutschland 401 Unfälle durch Ertrinken oder Untergehen registriert. 47 Opfer waren Kinder unter zehn Jahren. 102 Personen waren älter als 70 Jahre. In 62 Fällen kam es zum Tod in der Badewanne [24].
Todesfälle im Wasser sind zumeist durch Unfälle bedingt. Häufig sind Kinder betroffen, die nicht schwimmen können (Schwimmbad, Badesee, Swimmingpool). Der Anteil älterer Menschen, die im Wasser versterben, hat zugenommen. Suizide kommen wesentlich seltener vor (Sprung von hohen Brücken). Tötungsdelikte sind Raritäten. Vereinzelt kommt es im Wasser zu plötzlichen Todesfällen aus natürlicher Ursache [24].
Häufig werden die Badebedingungen wie Wassertiefe, Temperatur, Strömung oder Brandung unterschätzt, andererseits ist die Schuld beim Verunfallten selbst zu suchen, wie z. B. überhitzt ins Wasser, Unterkühlung, Erschöpfung, Panik, vorbestehende Erkrankungen, Kollapsneigung, Einnahme zentral wirksamer Substanzen, Alkohol und reichlicher Füllungszustand des Magens [5, 24].

Definition:

Ertrinken ist der Tod durch massive Wassereinatmung ohne Mitwirkung zusätzlicher äußerer oder innerer Faktoren und wird in folgende Stadien eingeteilt [5, 11]:

→ *Inspiration*, zumeist reflektorisch ausgelöst beim plötzlichen Hineinspringen ins kalte Wasser, vermittelt durch Rezeptoren an Rücken- und Brusthaut.

→ *Apnoe*, willkürliches Anhalten der Atmung, nur kurze Zeit möglich. (30-60 sek.)

→ *Dyspnoe* mit Anstieg der CO_2–Konzentration mit Reizung des Atemzentrums und unwillkürlichem Wiedereinsetzen der Atmung. Es kommt zum Hustenreiz, dabei können nicht unerhebliche Flüssigkeitsmengen verschluckt werden. Erbrechen kann auftreten. Bewusstlosigkeit tritt durch den O_2–Mangel ein, Wasser wird in Luftröhre und Bronchien aspiriert. Durch Erhöhung des Atemwiderstandes erfolgt eine Ausbildung eines akuten Lungenemphysems, während des krampfhaften Atmens eine Vermischung von Wasser, Luft und Atemwegsschleim, so dass ein weißlich-schaumiger Atemwegsinhalt resultiert.

Ein *Krampfstadium* mit tonisch-klonischen Krämpfen setzt infolge fortschreitender zerebraler Hypoxie ein.

Atemlähmung mit zunächst präterminalen Atempausen erfolgt, dann finale Schnappatmung und schließlich *Atemstillstand*, während der Herzschlag noch einige Zeit erhalten bleibt.

Der Ertrinkungsvorgang soll drei bis fünf [5] Minuten dauern, nach eigenen Untersuchungen fanden sieben von 300 Menschen (2,3 %) den Tod durch Ertrinken.

1.3.7 Tod durch thermische Einflüsse
Verbrennen:
Der akute Verbrennungstod (sog. Hitzeschock) mit raschem Atem- und Herz-Kreislauf-Stillstand ist die Folge einer direkten Hitzeeinwirkung auf den Körper, die zu mehr oder weniger ausgedehnten Verbrennungen führt. Dabei werden nur geringe Mengen oder gar keine Rauchgase eingeatmet [5, 44].

Wird die Hälfte der Körperoberfläche mit Verbrennungen 2. Grades (Brandblasen) oder wird ein Drittel der Körperoberfläche mit Verbrennungen 3. Grades (Schorf) bedeckt, so tritt der Tod ein [35, 24]. Die Agoniedauer liegt im Minutenbereich.

Durch ein festes Zusammenkneifen der Augen bleiben die Falten neben den äußeren Augenwinkeln von der Brandeinwirkung verschont, man spricht von Krähenfüßen, charakteristisch ist ebenso, dass nur die Wimpernspitzen versengt werden (Wimpernzeichen).Typisch sind der geöffnete Mund und das Hervortreten der Zunge [44].

Häufig wird bei Brandleichen eine sog. Fechterstellung oder Boxerstellung beobachtet, da durch die hitzebedingte Schrumpfung der Muskulatur die Gliedmaßen in halbgebeugter Stellung fixiert sind [24, 5, 44].

In vier von 300 Fällen (1,3 %) handelte es sich nach eigenen Untersuchungen um den Tod durch Verbrennen. Dabei geht man bei den „tot Geborgenen" von einer kurzen Agoniedauer aus.

Erfrieren:
Die Einwirkung von Kälte auf den Körper kann zu einem lokalen Schaden, Unterkühlung oder zur Erfrierung führen [44]. Begünstigende Faktoren sind unzureichende Bekleidung, hohe Luftfeuchtigkeit, Wind, Aufenthalt in kaltem Wasser, Einschneien und Schneelawinen. Von den inneren Faktoren sind der Alkoholrausch, Medikamenten- und Drogenwirkungen, Erschöpfung, Hunger, Krankheiten, Blutverlust und Bewusstseinsstörungen von großer Bedeutung [9, 44].

Die allgemeine Unterkühlung wird in vier Stadien eingeteilt [44]:

Abwehrstadium (36-35 °C) mit Muskelzittern, Euphorie, zunehmender Müdigkeit, Steigerung von Herzfrequenz und Blutdruck.

Erschöpfungsstadium (34-32 °C) mit ungelenkten Bewegungen, Entscheidungsschwäche, kein Muskelzittern mehr, nachlassende Schmerzempfindung, Absinken von Herzfrequenz und Blutdruck.

Lähmungsstadium (< 30 °C) mit schlaffer Muskellähmung, Bewusstlosigkeit und weiterem Absinken der Herzfrequenz.

Finalstadium(< 28 °C) mit fehlenden Muskelreflexen, keine Pupillen- und Schmerzreaktion, tiefe Bewusstlosigkeit, Herzkammerflimmern bis Herzstillstand [5, 9].

Eine akute Unterkühlung in unseren Breitengraden führt innerhalb von fünf bis sieben Stunden zum Tod [44]. Bei Beobachtungen im zweiten Weltkrieg bei 4-9 °C Außentemperatur konnte der Tod nach 70-90 min festgestellt werden [9].

Nach eigenen Untersuchungen ist von 300 Verstorbenen ein Patient erfroren (0,3 %).

1.3.8 Tod durch Dekapitation

Die Enthauptung ist die gewaltsame Abtrennung des Kopfes vom Rumpf, entweder als aktive Handlung zum Zwecke der Hinrichtung oder als Unfallverletzung.

Man geht von einer sehr kurzen bzw. fehlenden Agonie aus, obwohl der Sage nach Klaus Störtebeker noch nach seiner Hinrichtung ohne Kopf an seiner versammelten Matrosenmannschaft vorbeiging, um sie damit vor der Hinrichtung zu retten.

Bei dem untersuchten Material zeigte sich in vier Fällen eine Dekapitation als Todesursache (1,3 %). Dabei handelte es sich in drei Fällen um eine Zugüberrollung und in einem Fall um eine Dekapitation durch Erhängen.

1.3.9 Stromtod

Stromunfälle entstehen im Niederspannungsbereich (< 1000 V) vor allem durch Berühren von elektrisch leitenden Gegenständen, die unter Spannung stehen [5, 32].

Die Gefährlichkeit resultiert ganz überwiegend aus der spezifischen Wirkung: Die Durchströmung führt entweder zum tödlichen Herzkammerflimmern oder sie wird meist ohne bleibende Beeinträchtigung überlebt (Alles-oder-Nichts-Gesetz) [32].

Der Tod kann plötzlich an Atem- oder Herzlähmung, an Herzkammerflimmern oder Ersticken eintreten.

Etwa 1 % der Suizidenten verwendet elektrischen Strom [5, 35].

Von den 300 ausgewerteten Fällen entfallen zwei auf den Stromtod im Niederspannungsbereich (0,7 %). Man geht von einer kurzen Agoniedauer im Minutenbereich aus.

1.3.10 Tod nach chronischer Erkrankung (Leberzirrhose, Pneumonie)

Leberzirrhose:

Die Leberzirrhose ist die Folge und das Endstadium verschiedener Lebererkrankungen. In der westlichen Welt sind 40-50 % Zirrhosen alkoholisch bedingt, 30 % entstehen posthepatisch, die restlichen sind metabolisch, biliär, medikamentös oder toxisch bedingt [23].

Bei fortgeschrittener Leberzirrhose kommt es zur potentiell reversiblen Leberinsuffizienz durch Retention neurotoxischer Stoffe mit vermehrter Ammoniakbildung [24]. Tödliche Komplikationen sind unter anderem Hirnödem (80 %), Magen-Darm-Blutung (50 %) sowie Hypoglykämien und Nierenversagen.

Bei der Leberzirrhose geht man von einer langen Agoniedauer im Stunden- bis Tagebereich aus [24].

Bei den eigenen Untersuchungen verstarben sechs von 300 Patienten an den Folgen einer Leberzirrhose (2 %), häufige Ursache war eine Stoffwechselentgleisung.

Pneumonie:

In der Regel handelt es sich bei tödlichen Lungenerkrankungen um chronische Prozesse, die sich über eine längere Zeitspanne von der Manifestation bis zum Tode (respiratorisches Versagen) hinziehen [24]. In der Todesursachenstatistik der WHO nehmen akute respiratorische Infekte (meist Pneumonie) die Spitzenposition unter den tödlichen Infektionskrankheiten ein [5].

Einige dieser Erkrankungen imponieren dennoch als plötzlicher Tod, da zu Lebzeiten kein Arzt konsultiert wurde oder weil der Patient seine Beschwerden bagatellisiert hat [24].

Eine Abgrenzung, ob es sich um posttraumatische oder um Pneumonien nach Intoxikationen handelte, konnte nicht erfolgen. Bei den ausgewerteten vier Fällen (1,3 %) wurde, auch unter Berücksichtigung von Zeugenaussagen, von einer längeren Agoniedauer im Stundenbereich ausgegangen.

2 Zielsetzung der Arbeit

Aufgezeigt werden soll, ob es einen Einfluss unterschiedlicher Todesursachen und Agonieformen auf das postmortale Harnblasenvolumen gibt.

Außerdem soll überprüft werden, ob auch andere Faktoren zum Vorschein kommen, die auf den Blasenfüllungszustand bei Verstorbenen eine Auswirkung haben.

3 Untersuchungsgut und Methoden

Ausgangspunkt der Untersuchungen war die Gesamtheit der verfügbaren Sektionsprotokolle des Institutes für Rechtsmedizin der FU-Berlin von Januar 2001 bis Oktober 2002 und des Landesinstitutes für gerichtliche Medizin in Berlin von Januar bis März 2001. Die Obduktionsprotokolle wurden in einer Datenbank verschlüsselt. Berücksichtigung fanden Verstorbene, die zum Todeszeitpunkt das 18. Lebensjahr vollendet haben, die obere Altersgrenze blieb offen, sofern es sich nicht um Todesursachen multimorbider Herkunft handelte.

Als Ausschlusskriterien wurden folgende Merkmale verwendet: Diabetes mellitus, Nierenerkrankungen jeglicher Art, Harnabflussstörungen jeglicher Art, Reanimationsversuche, im Krankenhaus Verstorbene, fortgeschrittene Arteriosklerose, fortgeschrittene Fäulnis, Verletzungen des Urogenitaltraktes und Verbrennung mit Beteiligung der inneren Organe. Hierbei wäre möglicherweise eine Verfälschung der Blasenfüllung und somit der Untersuchungsergebnisse zu erwarten. Unter den untersuchten 1387 Fällen konnten unter Berücksichtigung der Ausschlusskriterien die Daten von 300 Sektionsberichten erhoben und analysiert werden.

Die erhobenen Daten umfassten unter anderem die Leichennummer, das Alter, Geschlecht, Größe und Body Mass Index, die Todesursache und den Füllungszustand der Harnblase. Zu den übrigen Daten zählten der genaue Todeszeitpunkt, um die Dauer des Todes bis zum Obduktionstag dokumentieren zu können, der Auffindort der Leiche, Blutalkohol- und Harnalkoholspiegel und andere im Anhang aufgeführten Daten wie das Herz- und Nierengewicht sowie der Mageninhalt. Ein stattgefundener Urin- oder/und Kotabgang wurde protokolliert, diese Information fand sich im Polizeibericht oder bei der ersten Leichenschau.

Es galt, mit diesen Daten weitere Einflussfaktoren des Blasenfüllungszustandes zu ermitteln.

Die Agoniedauer konnte in vier Gruppen eingeteilt werden: „Sehr kurze" Agoniedauer, bei sofortigem Todeseintritt, z. B. nach Dekapitation oder Sturz aus großer Höhe mit Hirnstammzerreißung oder Aortenruptur. Die „kurze" Agoniedauer umfasste den Todeseintritt innerhalb von Minuten, z. B. akuter Herztod, Verbluten, Ersticken. Im Stundenbereich befand sich die „lange" Agoniedauer, diese war häufig bei Betäubungsmittelintoxikationen und/oder Alkoholintoxikationen zu beobachten. Nicht definierbar waren Fälle, bei denen die Agoniedauer trotz sorgfältiger Ausarbeitung der Sektionsprotokolle nicht sicher einzuordnen war.

Anhand der ausgewerteten Akten konnte unter Einbeziehung von Polizeiberichten, Zeugenaussagen und themenbezogener Literatur, falls möglich, jedem Verstorbenen eine individuelle Agoniedauer zugeordnet werden.

Nachdem diese Angaben in einer Datenbank erfasst waren, konnten mit einem Statistik-Computerprogramm durch gezielte Selektion Fallgruppen gebildet werden (z. B. Selektion aller Alkoholtodesfälle).

4 Ergebnisse

4.1 Charakterisierung des Sektionsmaterials

Zunächst soll ein kurzer Überblick über die Zusammensetzung des Obduktionsmaterials gegeben werden, dabei wird zwischen Männern und Frauen unterschieden.

Insgesamt standen nach Selektion der Ausschlusskriterien 300 Fälle zur Verfügung, davon 223 Männer (74,3 %) und 77 Frauen (25,7 %).

Anhand graphischer Darstellungen soll ein Überblick über die Alterszusammensetzung, die Todesursachen, den Harnblasenfüllungszustand und die restlichen untersuchten Parameter gegeben werden.

Die häufigste ermittelte Todesursache ist bei beiden Geschlechtern der akute Herztod. (siehe Tabelle 4.1.5)

4.1.1 Alter

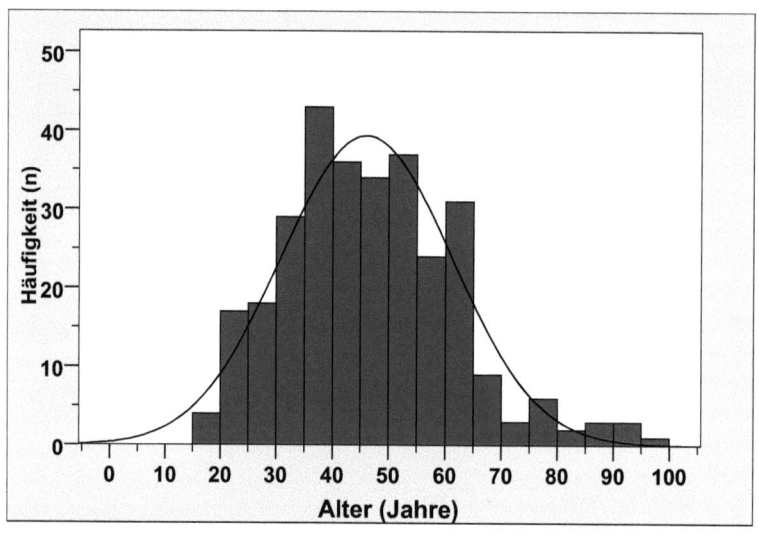

Altersverteilung des Gesamtmaterials

Bei den 300 untersuchten Fällen betrug das mittlere Alter 46 ± 15 Jahre. Wie in der oben gezeigten Graphik ersichtlich, lag eine weite Altersverteilung zwischen 18 und 95 Jahren vor. Die Fälle mit der Altersverteilung 36-40 Jahre waren am stärksten vertreten. Fast ¾ der untersuchten Verstorbenen waren Männer (74,3 %).

Das Durchschnittsalter der 223 untersuchten männlichen Verstorbenen lag bei 45 ± 14 Jahren, der Jüngste war 18, der Älteste 91. Verstorbene Männer waren in der Altersgruppe 31 - 40 Jahre mit 58% am häufigsten vertreten.

Das mittlere Alter der 77 untersuchten verstorbenen Frauen betrug 49 ± 17 Jahre, die Jüngste war 19 Jahre alt, die Älteste 95. Am häufigsten vertreten war die Altersspanne von 31-40 Jahre (23,4 %).

4.1.2 Körpermaße

		Männer			Frauen		
		Größe (cm)	Gewicht (kg)	BMI	Größe (cm)	Gewicht (kg)	BMI
N	Gültig	223	223	223	77	77	77
	Fehlend	0	0	0	0	0	0
Mittelwert		174,79	76,865	25,07	162,10	64,545	24,63
Median		175,00	76,000	24,62	162,00	63,000	23,88
Standardabweichung		7,994	15,6035	4,392	7,980	14,7760	5,889
Minimum		155	41,0	16	144	39,0	14
Maximum		200	125,0	39	185	108,0	42
Perzentile	25	169,00	66,000	21,63	157,00	52,500	20,55
	50	175,00	76,000	24,62	162,00	63,000	23,88
	75	180,00	86,000	27,97	166,00	74,000	27,58

Größenkategorien

	Männer		Frauen	
	N	Prozent	N	Prozent
150-160 cm	10	4,5	33	42,9
161-170 cm	54	24,2	34	44,2
171-180 cm	108	48,4	9	11,7
181-190 cm	47	21,1	1	1,3
191-200 cm	4	1,8	0	0
Gesamt	223	100,0	77	100,0

Gewichtskategorien

	Männer		Frauen	
	N	Prozent	N	Prozent
40-50 kg	4	1,8	16	20,8
51-60 kg	29	13,0	17	22,1
61-70 kg	43	19,3	23	29,9
71-80 kg	66	29,6	10	13,0
81-90 kg	47	21,1	7	9,1
91-100 kg	17	7,6	3	3,9
über 100 kg	17	7,6	1	1,3
Gesamt	223	100,0	77	100,0

Aus den oben gezeigten Tabellen war der verstorbene Mann im Durchschnitt 175 ± 8 cm groß, 77 ± 15 kg schwer und hatte einen Body Mass Index von 25 ± 4.
Die Durchschnittsgröße der Frau betrug 162 ± 8 cm, das Gewicht 64 ± 15 kg, der BMI 24 ± 6.

4.1.3 Auffindungsmonat

	Männer		Frauen	
	N	Prozent	N	Prozent
Januar	38	17,0	16	20,8
Februar	33	14,8	13	16,9
März	37	16,6	4	5,2
April	18	8,1	7	9,1
Mai	11	4,9	3	3,9
Juni	19	8,5	3	3,9
Juli	18	8,1	10	13,0
August	12	5,4	7	9,1
September	9	4,0	5	6,5
Oktober	10	4,5	1	1,3
November	9	4,0	7	9,1
Dezember	9	4,0	1	1,3
Gesamt	223	100,0	77	100,0

Aus der Tabelle ist erkennbar, dass die meisten Verstorbenen in den Monaten Januar, Februar und März aufgefunden wurden (47 %). In den übrigen Monaten waren es im Durchschnitt 6 %.

4.1.4. Agoniedauer

	Männer		Frauen	
	N	Prozent	N	Prozent
sehr kurz	17	7,6	8	10,4
kurz	135	60,5	36	46,8
lang	64	28,7	26	33,8
nicht zu klären	7	3,1	7	9,1
Gesamt	223	100,0	77	100,0

Bei beiden Geschlechtern war am häufigsten die kurze Agoniedauer mit 60 % bei den Männern und 47 % bei den Frauen, gefolgt von der langen Agoniedauer im Stundenbereich (Männer 29 %; Frauen 34 %).

4.1.5. Todesursache

	Männer		Frauen	
	N	Prozent	N	Prozent
plötzlicher Herztod	47	21,1	12	15,6
Verbluten aus innerer Ursache	14	6,3	4	5,2
Btm. Intoxikation	38	17,0	8	10,4
Erhängen	29	13,0	7	9,1
Schussverletzung Kopf	13	5,8	1	1,3
stumpfes Polytrauma	23	10,3	14	18,2
Tablettenintoxikation	5	2,2	3	3,9
Hirnblutung/Hirninfarkt	5	2,2	8	10,4
Rauchgasintoxikation	6	2,7	0	0
Alkoholintoxikation	10	4,5	3	3,9
Pneumonie	4	1,8	0	0
Ertrinken	5	2,2	2	2,6
Verbrennen	2	,9	2	2,6
Ersticken	3	1,3	1	1,3
Dekapitation	3	1,3	1	1,3
Stromtod	2	,9	0	0
Insulinintox.	1	,4	2	2,6
Verbluten Schnitt/Stich	6	2,7	3	3,9
Schussverletzung Rumpf	2	,9	0	0
Lungenarterienembolie	2	,9	2	2,6
Leberzirrhose	2	,9	4	5,2
Erfrieren	1	,4	0	0
Gesamt	223	100,0	77	100,0

Bei den Männern war am häufigsten der plötzliche Herztod anzutreffen (21 %), gefolgt von der BTM-Intoxikation (17 %) und dem Erhängen (13 %).
Bei den Frauen war die häufigste Todesursache das stumpfe Polytrauma (18,2 %), gefolgt vom plötzlichen Herztod (16 %) und BTM-Intoxikation und Hirnblutung (jeweils 10 %).

4.1.6. Auffindungsort

	Männer		Frauen	
	N	Prozent	N	Prozent
innen	161	72,2	60	77,9
außen	62	27,8	17	22,1
Gesamt	223	100,0	77	100,0

Etwa ¾ der Männer und Frauen verstarben in der häuslichen Umgebung, der Rest wurde im Freien aufgefunden.

4.1.7. Zeit bis zur Obduktion in Tagen

N		Männer	Frauen
	Gültig	223	77
	Fehlend	0	0
Mittelwert		4,09	4,32
Median		4,00	4,00
Standardabweichung		1,874	1,743
Minimum		0	0
Maximum		10	9
Perzentile	25	3,00	4,00
	50	4,00	4,00
	75	5,00	5,00

Im Durchschnitt dauerte es vier Tage, bis die Verstorbenen obduziert wurden.

4.1.8 Alkoholkonzentration

Alkoholkonzentration im Blut bei Männern (in ‰):

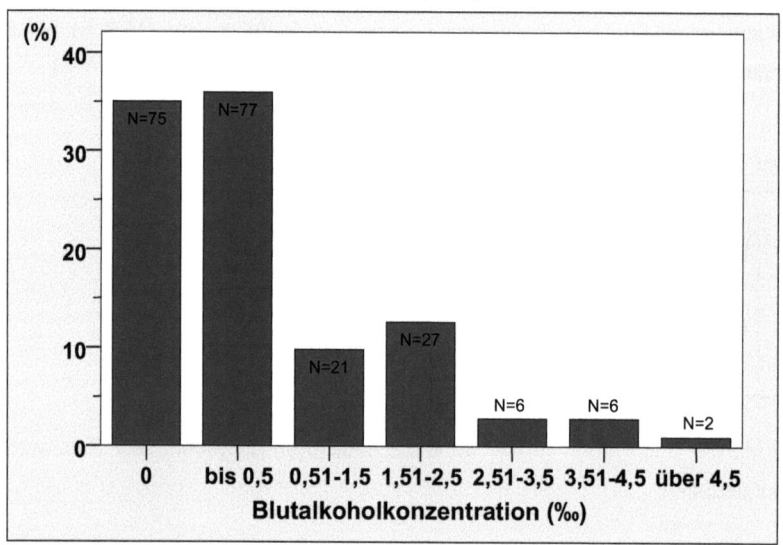

Alkoholkonzentration im Blut bei Frauen (in ‰):

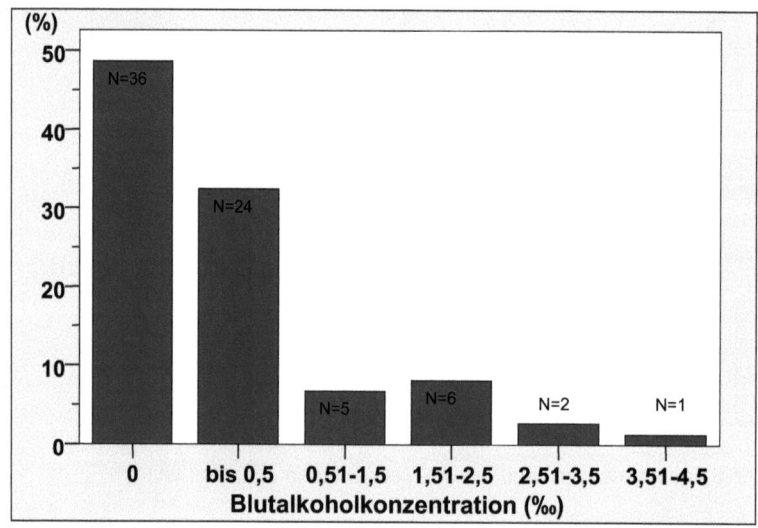

Unter Alkoholeinfluss verstarben 139 von 214 Männern (65 %) und 38 von 74 Frauen (51 %).

Aus dem Diagramm ist erkennbar, das sowohl beim Mann als auch bei der Frau die meisten Fälle im Bereich zwischen Blutalkoholkonzentrationen von 0–0,5 ‰ gefunden werden. Im Durchschnitt betrug die Blutalkoholkonzentration bei den alkoholisierten männlichen Verstorbenen 0,61 ‰ ± 1,0 ‰, bei den weiblichen 0,39 ‰ ± 0,86 ‰. Ein Blutalkoholwert von über 2,5 ‰ konnte bei beiden Geschlechtern in 17 von 288 Fällen nachgewiesen werden (2,4 %).

4.1.9 Bekleidung

	Männer		Frauen	
	N	Prozent	N	Prozent
keine Angabe	32	14,3	7	9,1
keine	4	1,8	5	6,5
Unterwäsche	41	18,4	14	18,2
bekleidet	146	65,5	51	66,2
Gesamt	223	100,0	77	100,0

Aus der Tabelle geht hervor, dass geschlechtsunabhängig ca. ⅔ der Fälle beim Todeseintritt voll bekleidet waren (66 %).

4.1.10 Verletzungen

	Männer		Frauen	
	N	Prozent	N	Prozent
keine	169	75,8	58	75,3
oberfl. Sturzverletzung	4	1,8	1	1,3
schwere Kopf-Hirn-Verletzung	23	10,3	6	7,8
schwere Rumpfverletzung	20	9,0	9	11,7
Verbrennung	5	2,2	0	0
Polytrauma	2	,9	3	3,9
Gesamt	223	100,0	77	100,0

Bei den meisten Verstorbenen konnten keine Verletzungen nachgewiesen werden. Auffällig waren bei den Männern 24 von 223 Fällen mit schweren Kopf-, Hirn- und Rumpfverletzungen (19,3 %). Bei den Frauen überwiegen schwere Rumpfverletzungen mit 11,7 %.

4.1.11 Harn- und/oder Kotabgang

Harnabgang

	Männer		Frauen	
	N	Prozent	N	Prozent
nein	207	92,8	72	93,5
ja	16	7,2	5	6,5
Gesamt	223	100,0	77	100,0

Kotabgang

	Männer		Frauen	
	N	Prozent	N	Prozent
nein	197	88,3	61	79,2
ja	26	11,7	16	20,8
Gesamt	223	100,0	77	100,0

Bei beiden Geschlechtern war in über 90 % kein Harnabgang feststellbar, Kotabgang wurde in etwa 12 % bei den Männern und 21 % bei den Frauen nachgewiesen.

4.1.12 Nierengewicht (in g):

		Männer			Frauen		
		Nierengewicht links (g)	Nierengewicht rechts (g)	Nierengewicht bds.	Nieren gewicht links (g)	Nierengewicht rechts (g)	Nierengewicht bds
N	Gültig	210	210	210	75	75	75
	Fehlend	13	13	13	2	2	2
Mittelwert		178,61	168,40	347,00	133,89	127,04	260,93
Median		180,00	162,50	340,00	130,00	130,00	260,00
Standardabweichung		39,648	39,900	75,667	32,584	29,810	59,675
Minimum		100	75	200	0	0	0
Maximum		280	320	580	230	210	440
Perzentile	25	150,00	140,00	298,75	120,00	110,00	230,00
	50	180,00	162,50	340,00	130,00	130,00	260,00
	75	200,00	191,25	390,00	150,00	145,00	290,00

4.1.13 Herzgewicht (in g):

	Männer			Frauen		
	N	Prozent	Gültige Prozente	N	Prozent	Gültige Prozente
200-250 g	2	,9	,9	13	16,9	17,6
251-300 g	11	4,9	5,1	17	22,1	23,0
301-350 g	39	17,5	18,1	17	22,1	23,0
351-400 g	52	23,3	24,2	15	19,5	20,3
401-450 g	47	21,1	21,9	5	6,5	6,8
451-500 g	27	12,1	12,6	6	7,8	8,1
über 500 g	37	16,6	17,2	1	1,3	1,4
Gesamt	215	96,4	100,0	74	96,1	100,0
Fehlend	8	3,6		3	3,9	
Gesamt	223	100,0		77	100,0	

Im Durchschnitt betrug das Herzgewicht des Mannes 418 ± 89 g, der Frau 330 ± 85 g.

4.1.14 Mageninhalt (in ml):

	Männer		Frauen	
	N	Prozent	N	Prozent
leer	12	5,4	10	13,0
bis 50 ml	49	22,0	26	33,8
51-100 ml	37	16,6	16	20,8
101-200 ml	46	20,6	11	14,3
201-300 ml	31	13,9	4	5,2
301-400 ml	18	8,1	6	7,8
401-500 ml	17	7,6	2	2,6
über 500 ml	13	5,8	2	2,6
Gesamt	223	100,0	77	100,0

Verdauungszustand

	Männer		Frauen	
	N	Prozent	N	Prozent
unverdaut	127	57,0	31	40,3
verdaut	84	37,7	36	46,8
keine Angabe	12	5,4	10	13,0
Gesamt	223	100,0	77	100,0

Im Durchschnitt war der Magen bei Männern mit 190 ± 180 ml gefüllt, in 57 % handelte es sich um nicht verdaute Speisen. Frauen zeigten im Durchschnitt eine Magenfüllung von 122 ± 148 ml mit überwiegend (46,8 %) verdautem Inhalt.

4.1.15 Harnvolumen und Harnbeschaffenheit

Harnvolumen (in ml):

		Männer	Frauen
N	Gültig	223	77
	Fehlend	0	0
Mittelwert		130,31	74,01
Median		70,00	15,00
Standardabweichung		162,822	125,770
Minimum		0	0
Maximum		1000	610
Perzentile	25	12,00	,00
	50	70,00	15,00
	75	200,00	90,00

Harnvolumen bei Männern (in ml):

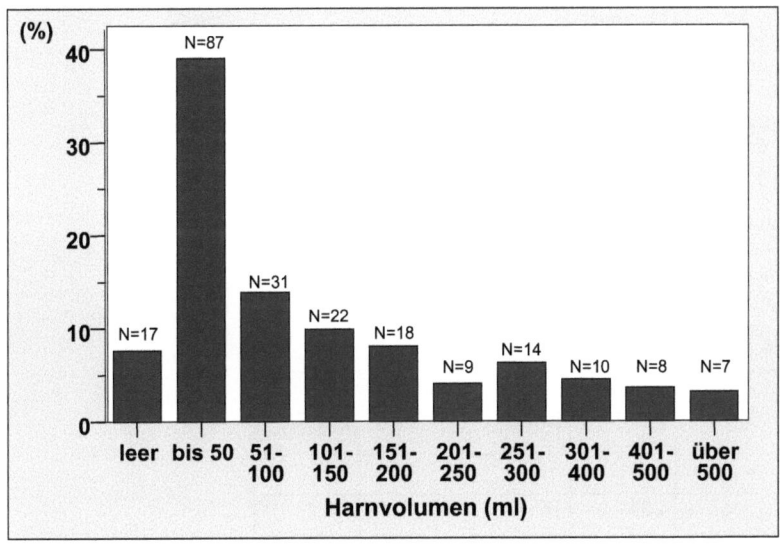

Harnvolumen bei Frauen (in ml):

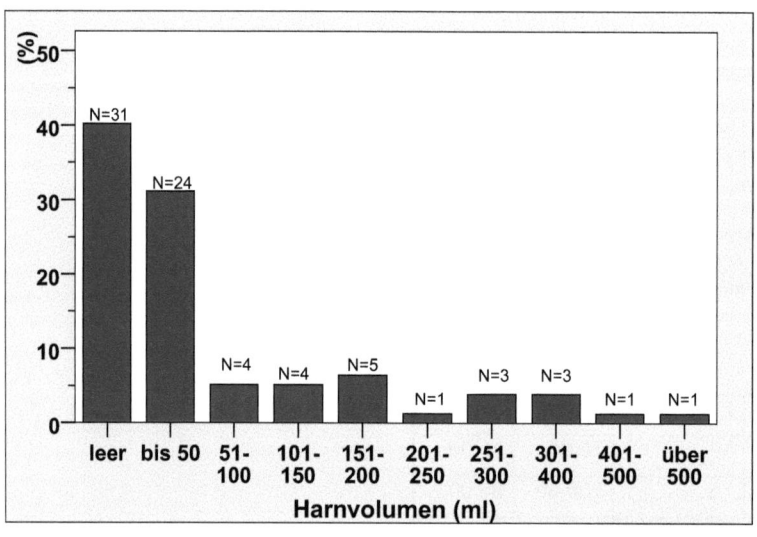

Harnbeschaffenheit

	Männer		Frauen	
	N	Prozent	N	Prozent
klar	129	57,8	30	39,0
trüb	77	34,5	16	20,8
keine Angabe	17	7,6	31	40,3
Gesamt	223	100,0	77	100,0

Harnfarbe

	Männer		Frauen	
	N	Prozent	N	Prozent
wässrig	4	1,8	1	1,3
gelb	201	90,1	46	59,7
keine Angabe	18	8,1	30	39,0
Gesamt	223	100,0	77	100,0

4.1.16 Drogeneinnahme

Drogeneinnahme

	Männer		Frauen	
	N	Prozent	N	Prozent
nein	182	81,6	70	90,9
ja	41	18,4	7	9,1
Gesamt	223	100,0	77	100,0

Drogenart

	Männer		Frauen	
	N	Prozent	N	Prozent
nicht bekannt	181	81,2	70	90,9
Morphin	25	11,2	2	2,6
Lidocain	1	,4	0	0
Methadon	3	1,3	3	3,9
Cannabis	2	,9	0	0
Heroin	11	4,9	1	1,3
Cocain	0	0	1	1,3
Gesamt	223	100,0	77	100,0

Aus den Tabellen geht hervor, dass in 20 % der Fälle bei den Männern und 10 % bei den Frauen die Einnahme von Drogen erfolgte. Zumeist handelte es sich um Morphin.

4.1.17 Medikamenteneinnahme

Medikamenteneinnahme

	Männer		Frauen	
	N	Prozent	N	Prozent
nein	196	87,9	64	83,1
ja	27	12,1	13	16,9
Gesamt	223	100,0	77	100,0

Medikamentengruppe

	Männer		Frauen	
	N	Prozent	N	Prozent
nicht bekannt	206	92,4	67	87,0
Schlafmittel	4	1,8	2	2,6
Diazepam	7	3,1	2	2,6
Psychopharmaka	4	1,8	3	3,9
Viagra	1	,4	0	0
Amphetamine	1	,4	0	0
Antihypertensiva	0	0	1	1,3
Antidepressiva	0	0	2	2,6
Gesamt	223	100,0	77	100,0

4.2 Harnblasenvolumen in Abhängigkeit von der Agoniedauer

Harnvolumen (in ml) bei verschiedener Agoniedauer bei Männern
Mittelwert ± Standardfehler:

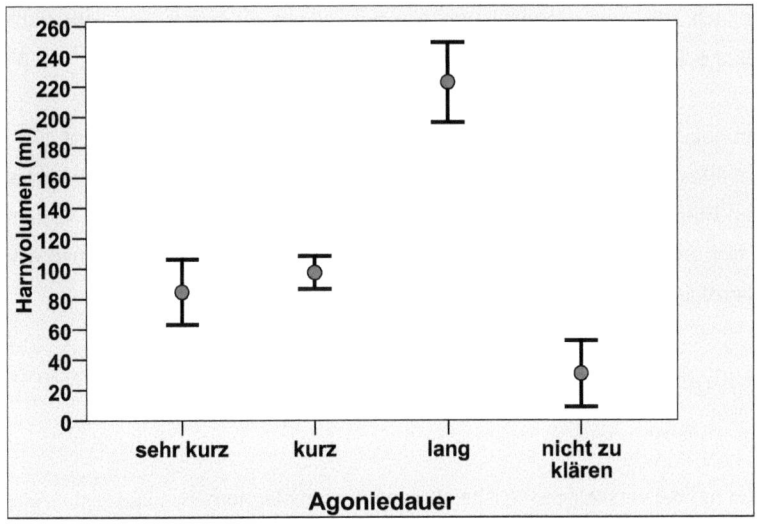

Harnvolumen (in ml) bei unterschiedlicher Agoniedauer bei Frauen
Mittelwert ± Standardfehler:

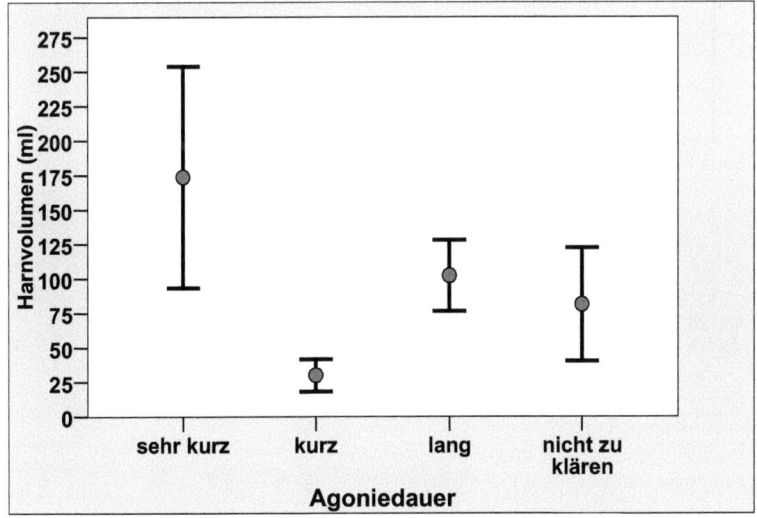

Es bestand eine signifikante Assoziation zwischen der Agoniedauer und dem Harnvolumen: Während bei den Männern das geringste Harnvolumen bei sehr kurzer Agoniedauer gefunden wurde, wurden bei Leichen mit langer Agoniedauer im Mittel ein annähernd dreifach größeres Harnvolumen ermittelt (lange vs. kurze vs. sehr kurze Agoniedauer: 223 ± 211ml vs. 97 ± 126ml vs. 85 ± 88ml; Kruskal-Wallis-Test; p < 0,001).

Bei den Frauen fielen große Blasenvolumen bei der sehr kurzen Agoniedauer mit 173 ± 227 ml auf, wobei es sich hierbei um acht Fälle handelt. In 26 Fällen war bei der langen Agoniedauer ein Blasenvolumen von 102 ± 130 ml zu beobachten, eine dreifach kleinere Menge zeigte sich bei der kurzen Agoniedauer (30 ± 71 ml). Es lässt sich ebenso eine signifikante Assoziation beobachten (Kruskal-Wallis-Test: p = 0,018).

4.3 Harnblasenvolumen in Beziehung zu anderen Parametern

4.3.1 Alter

Harnvolumen (in ml) bei verschiedenen Alterskategorien bei Männern. N = 223
Mittelwert ± Standardfehler:

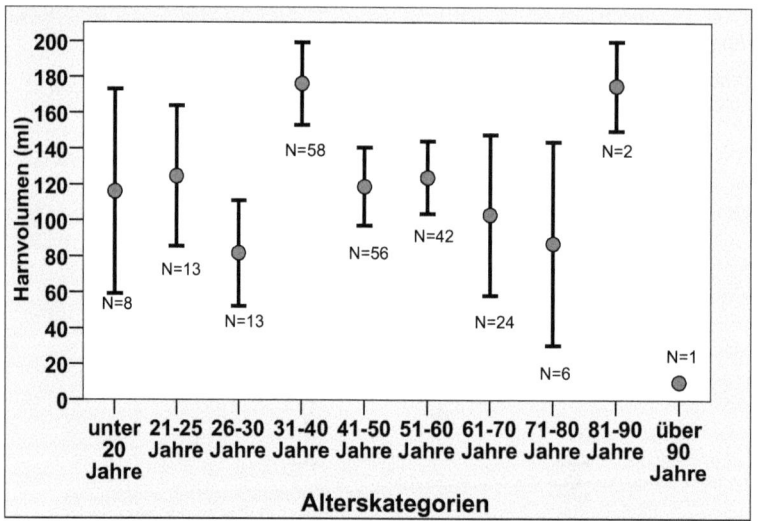

Harnvolumen (ml) bei unterschiedlichen Alterskategorien bei Frauen. N = 77
Mittelwert ± Standardfehler:

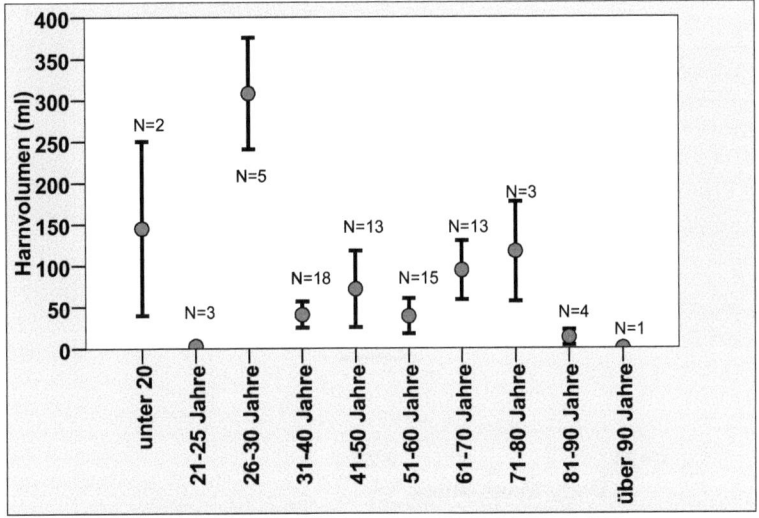

In den verschiedenen Alterskategorien zeigten sich tendenziell unterschiedliche Blasenfüllungsvolumen, wobei die Daten eher schwanken und sich keine Assoziation zwischen mehr oder weniger Blasenvolumen mit zunehmendem Alter zeigt. Insgesamt gesehen lässt sich bei beiden Geschlechtern keine klare Beeinflussung des Alters hinsichtlich des Blasenfüllungsvolumens erkennen.

4.3.2 Body-Mass-Index

In diesem Kapitel soll der Einfluss von Übergewicht auf das Harnvolumen untersucht werden. Als Parameter für Übergewicht wurde der Body Mass Index (BMI) benutzt. Er wird nach folgender Formel berechnet: Gewicht in kg / (Größe in m)².
Mit steigendem Körpergewicht nimmt der BMI zu. Ist der Wert größer als 25, so liegt Übergewicht vor.

Harnvolumen (ml) bei verschiedenem BMI bei Männern. N = 223
Mittelwert ± Standardfehler:

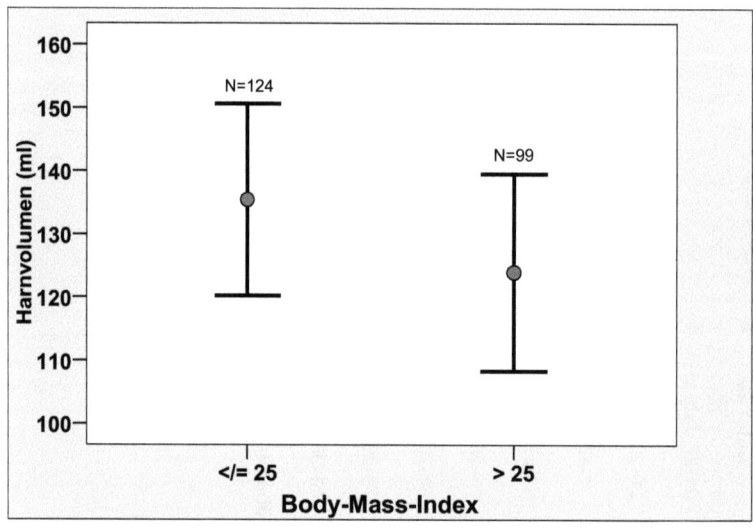

Harnvolumen (ml) bei unterschiedlichen BMI bei Frauen. N = 77
Mittelwert ± Standardfehler:

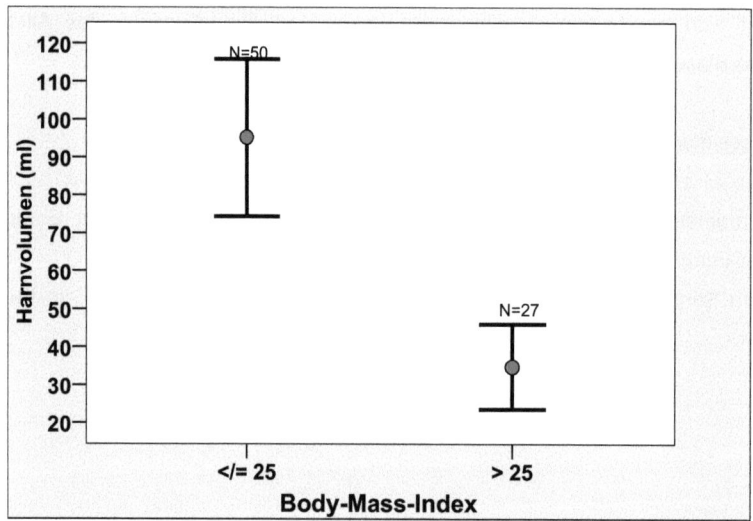

Bei Männern besteht kein signifikanter Unterschied hinsichtlich des Harnvolumens bei Patienten mit vs. ohne Übergewicht (Mann-Whitney-U-Test: p = 0,675),
bei den Frauen kann ein deutlich niedrigeres Harnvolumen bei einem BMI > 25 festgestellt werden (Mann-Whitney-U-Test: p = 0,132).

4.3.3 Auffindmonat

Harnvolumen (in ml) bei verschiedenem Auffindungsmonat bei Männern:

Auffindungsmonat	Mittelwert	Standardabweichung	Standardfehler des Mittelwertes	Median	N
Januar	139,92	134,059	21,747	120,00	38
Februar	139,94	229,622	39,972	40,00	33
März	135,46	149,868	24,638	65,00	37
April	170,00	211,417	49,831	100,00	18
Mai	70,91	93,830	28,291	20,00	11
Juni	119,26	122,311	28,060	60,00	19
Juli	117,50	140,051	33,010	60,00	18
August	146,17	173,918	50,206	52,50	12
September	190,56	190,434	63,478	160,00	9
Oktober	44,20	34,653	10,958	42,50	10
November	41,78	70,238	23,413	10,00	9
Dezember	178,33	199,953	66,651	75,00	9
Insgesamt	130,31	162,822	10,903	70,00	223

Harnvolumen (in ml) bei unterschiedlichem Auffindungsmonat bei Frauen:

Auffindungsmonat	Mittelwert	Standard-abweichung	Standard-fehler des Mittel-wertes	Median	N
Januar	41,56	75,624	18,906	5,00	16
Februar	23,08	37,223	10,324	,00	13
März	10,00	11,547	5,774	10,00	4
April	121,57	98,542	37,246	200,00	7
Mai	,00	,000	,000	,00	3
Juni	209,33	174,646	100,832	300,00	3
Juli	113,70	171,902	54,360	20,00	10
August	161,86	222,514	84,102	50,00	7
September	72,00	108,028	48,311	10,00	5
Oktober	,00	.	.	,00	1
November	62,14	149,551	56,525	,00	7
Dezember	150,00	.	.	150,00	1
Insgesamt	74,01	125,770	14,333	15,00	77

Wie aus den dargestellten Graphiken ersichtlich, zeigten sich bei den Männern in den Monaten Januar bis März und im August ähnliche Harnblasenvolumen zwischen 135-146 ml, im April, September und Dezember zwischen 170-190 ml, während die Werte im Oktober und November zwischen 40-45 ml lagen.

Bei den Frauen wurden erhöhte Blasenvolumen in den Monaten Juni, August und Dezember beobachtet mit Werten zwischen 150-209 ml. Bei beiden Geschlechtern konnte ein erhöhtes Harnblasenvolumen in den Monaten August und Dezember beobachtet werden. Insgesamt lässt sich kein Trend ableiten.

4.3.4 Todesursache

Harnvolumen (in ml) bei verschiedener Todesursache bei Männern:

Todesursache	Mittelwert	Standard-abweichung	Standard-fehler des Mittel-wertes	Median	N
plötzlicher Herztod	54,32	84,137	12,273	15,00	47
Verbluten aus innerer Ursache	97,14	144,372	38,585	27,50	14
Btm. Intoxikation	201,37	180,523	29,285	125,00	38
Erhängen	106,34	155,172	28,815	40,00	29
Schussverletzung Kopf	91,38	104,869	29,085	50,00	13
stumpfes Polytrauma	107,61	118,270	24,661	50,00	23
Tablettenintoxikation	178,00	159,437	71,302	200,00	5
Hirnblutung/Hirninfarkt	191,00	248,656	111,203	110,00	5
Rauchgasintoxikation	105,50	103,661	42,319	105,00	6
Alkoholintoxikation	393,00	279,843	88,494	350,00	10
Pneumonie	260,00	271,662	135,831	195,00	4
Ertrinken	135,00	102,225	45,717	100,00	5
Verbrennen	17,50	17,678	12,500	17,50	2
Ersticken	117,33	102,963	59,446	150,00	3
Dekapitation	126,67	120,139	69,362	120,00	3
Stromtod	32,50	24,749	17,500	32,50	2
Insulinintox.	200,00	.	.	200,00	1
Verbluten Schnitt/Stich	123,00	137,252	56,033	94,00	6
Schussverletzung Rumpf	175,00	106,066	75,000	175,00	2
Lungenarterienembolie	130,00	183,848	130,000	130,00	2
Leberzirrhose	12,50	17,678	12,500	12,50	2
Erfrieren	220,00	.	.	220,00	1
Insgesamt	130,31	162,822	10,903	70,00	223

Harnvolumen (in ml) bei unterschiedlicher Todesursache bei Frauen:

Todesursache	Mittelwert	Standard-abweichung	Standard-fehler des Mittel-wertes	Median	N
plötzlicher Herztod	30,83	85,569	24,702	,00	12
Verbluten aus innerer Ursache	5,75	9,605	4,802	1,50	4
Btm. Intoxikation	108,13	134,428	47,528	62,50	8
Erhängen	8,29	13,124	4,960	,00	7
Schussverletzung Kopf	30,00	.	.	30,00	1
stumpfes Polytrauma	125,00	172,169	46,014	55,00	14
Tablettenintoxikation	8,33	14,434	8,333	,00	3
Hirnblutung/Hirninfarkt	65,88	78,570	27,779	20,00	8
Alkoholintoxikation	126,67	87,369	50,442	150,00	3
Ertrinken	20,00	28,284	20,000	20,00	2
Verbrennen	,00	,000	,000	,00	2
Ersticken	10,00	.	.	10,00	1
Dekapitation	350,00	.	.	350,00	1
Insulinintox.	380,00	141,421	100,000	380,00	2
Verbluten Schnitt/Stich	103,67	170,119	98,218	11,00	3
Lungenarterienembolie	,00	,000	,000	,00	2
Leberzirrhose	50,00	100,000	50,000	,00	4
Insgesamt	74,01	125,770	14,333	15,00	77

Aus den dargestellten Graphiken ist bei den Männern ein höheres Harnblasenvolumen bei der Betäubungsmittelintoxikation (201 ± 180 ml), der Alkoholintoxikation (393 ± 280 ml), der Pneumonie (260 ± 271 ml), der Insulinintoxikation (200 ± 0 ml) und beim Erfrieren (220±0 ml) zu beobachten. Bei den Frauen konnte ein großes Harnblasenvolumen bei der Dekapitation (350 ± 0 ml) und Insulinintoxikaton (380 ± 141 ml) nachgewiesen werden, mäßig gefüllt waren die Harnblasen bei der BTM - (108 ± 134 ml) und Alkoholintoxikation (126 ± 87 ml) und dem stumpfen Polytrauma (125 ± 172 ml). Trotz eines hochsignifikanten Ergebnisses im Kruskal-Wallis-Test von $p < 0,001$ bei den Männern und $p = 0,019$ bei den

Frauen ist aufgrund der niedrigen Fallzahl pro Einzeltodesursache keine genaue Schlussfolgerung möglich.

4.3.5 Auffindungsort

Harnvolumen (in ml) bei verschiedenem Auffindungsort bei Männern. N = 223
Mittelwert ± Standardfehler:

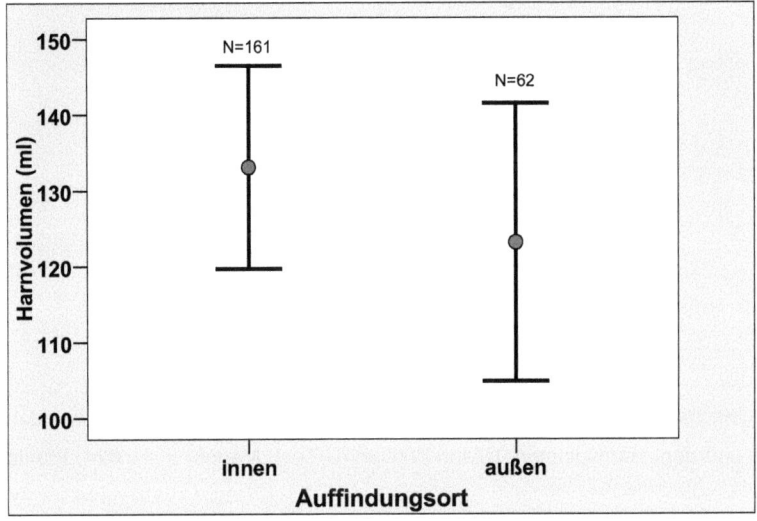

Harnvolumen (in ml) bei unterschiedlichem Auffindungsort bei Frauen. N = 77
Mittelwert ± Standardfehler:

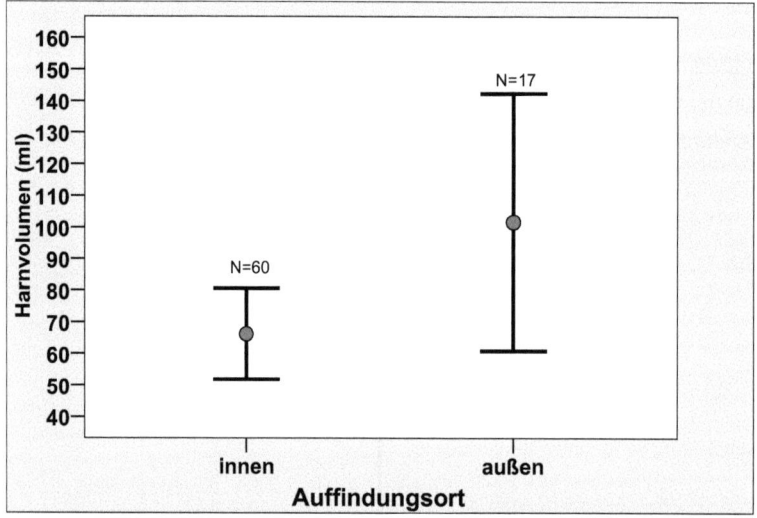

Bei beiden Geschlechtern bestand kein signifikanter Unterschied zwischen dem Auffindungsort und dem Harnvolumen. (Mann-Whitney-U-Test: Männer p = 0,624, Frauen p = 0,127).

4.3.6 Zeit bis Obduktion

Harnvolumen (in ml) bei verschiedener Dauer bis zur Obduktion bei Männern:

Tage bis zur Obduktion	Mittelwert	Standard-abweichung	Standard-fehler des Mittel-wertes	Median	N
0 Tage	189,20	239,055	75,596	100,00	10
1 Tag	170,07	134,019	35,818	145,00	14
2 Tage	178,86	173,839	46,460	115,00	14
3 Tage	148,10	199,110	31,482	50,00	40
4 Tage	119,15	146,292	20,287	45,00	52
5 Tage	113,67	131,721	19,636	60,00	45
6 Tage	77,79	101,625	19,205	25,00	28
7 Tage	147,64	229,456	61,325	60,00	14
8 Tage	142,60	209,306	93,604	30,00	5
10 Tage	90,00	.	.	90,00	1
Insgesamt	130,31	162,822	10,903	70,00	223

Harnvolumen (in ml) bei unterschiedlicher Dauer bis zur Obduktion bei Frauen:

Tage bis zur Obduktion	Mittelwert	Standard-abweichung	Standard-fehler des Mittel-wertes	Median	N
0 Tage	140,25	156,993	78,497	130,50	4
1 Tag	,00	,000	,000	,00	2
2 Tage	158,75	301,064	150,532	12,50	4
3 Tage	41,88	72,896	25,773	,00	8
4 Tage	71,90	110,176	24,042	20,00	21
5 Tage	80,75	118,362	26,467	12,50	20
6 Tage	74,46	137,039	38,008	20,00	13
7 Tage	13,75	17,017	8,509	10,00	4
9 Tage	20,00	.	.	20,00	1
Insgesamt	74,01	125,770	14,333	15,00	77

Aus den dargestellten Graphiken ist kein Zusammenhang zwischen der Dauer bis zur Obduktion und dem Harnblasenfüllungszustand ersichtlich (Kruskal-Wallis-Test: Männer p = 0,217, Frauen p = 0,774). Werden bei den Männern nur die ersten sechs Tage in die Analyse einbezogen, besteht zwar keine statistische Signifikanz, jedoch ein deutlicher Trend (p = 0,112).

4.3.7 Blutalkoholkonzentration

Harnvolumen (ml) bei verschiedenem Blutalkohol bei Männern. N = 214
Mittelwert ± Standardfehler:

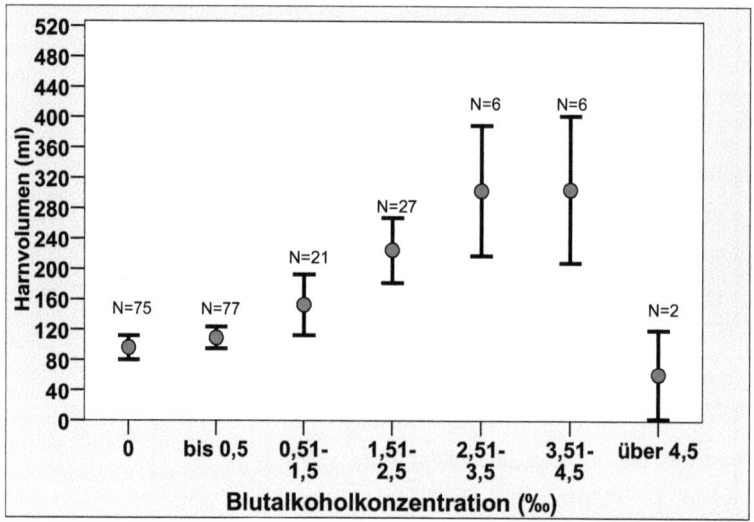

Harnvolumen (ml) bei unterschiedlicher Blutalkoholkonzentration bei Frauen. N = 74
Mittelwert ± Standardfehler:

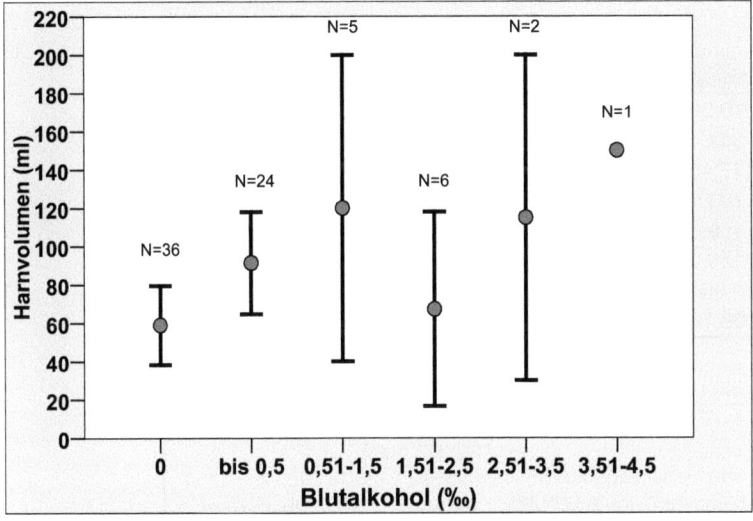

Hochsignifikant und schlüssig, wie in der Graphik dargestellt, ist bei den Männern eine steigende Blutalkoholkonzentration mit einem vermehrten Harnblasenvolumen assoziiert (Kruskal-Wallis-Test: p = 0,001). Während bei 0 ‰ ein Mittelwert von 96 ± 137 ml ermittelt wurde, waren es bei 3,5 - 4,5 ‰ 305 ± 237 ml. Bei Werten über 4,5 ‰ fanden sich insgesamt zwei Fälle, sodass diese für das Ergebnis nicht verwertbar waren.

Bei den Frauen bestand keine signifikante Assoziation zwischen der Blutalkoholkonzentration und dem Harnvolumen (Kruskal-Wallis-Test: p = 0,478). Ein Wert von 150 ± 0 ml bei 3,5 - 4,5 ‰ war in einem Fall nachweisbar und ist deshalb nicht verwertbar.

Harnvolumen (in ml) bei unterschiedlichem Blutalkohol bei kurzer/sehr kurzer Agoniedauer:

Blutalkohol	Mittelwert	Standard-abweichung	Standard-fehler des Mittel-wertes	Median	N
0 prom.	76,30	109,146	14,091	30,00	60
bis 0,5 ‰	84,04	95,995	13,714	45,00	49
0,51-1,5 ‰	97,45	159,506	48,093	5,00	11
1,51-2,5 ‰	203,16	171,239	39,285	200,00	19
2,51-3,5 ‰	156,67	115,902	66,916	140,00	3
3,51-4,5 ‰	120,00	.	.	120,00	1
über 4,5 ‰	3,00	.	.	3,00	1
Insgesamt	98,76	124,652	10,388	47,50	144

Harnvolumen (ml) bei unterschiedlichem Blutalkohol bei langer Agoniedauer:

Blutalkohol	Mittelwert	Standard-abweichung	Standard-fehler des Mittel-wertes	Median	N
0 prom.	187,50	204,006	54,523	105,00	14
bis 0,5 ‰	170,92	159,434	32,544	105,00	24
0,51-1,5 ‰	237,22	192,372	64,124	190,00	9
1,51-2,5 ‰	276,25	324,739	114,813	225,00	8
2,51-3,5 ‰	450,00	180,278	104,083	400,00	3
3,51-4,5 ‰	342,00	244,990	109,563	260,00	5
über 4,5 ‰	120,00	.	.	120,00	1
Insgesamt	222,69	211,129	26,391	180,00	64

Sowohl während der sehr kurzen/kurzen als auch der langen Agoniedauer zeigt sich mit steigender Alkoholkonzentration ein zunehmendes Harnvolumen.

Kruskal-Wallis-Test sehr kurze/kurze Agonie: p = 0,036

Kruskal-Wallis-Test lange Agonie: p = 0,258

4.3.8 Harnalkoholkonzentration

Harnvolumen (ml) bei verschiedenem Harnalkohol bei Männern, N = 214

Mittelwert ± Standardfehler:

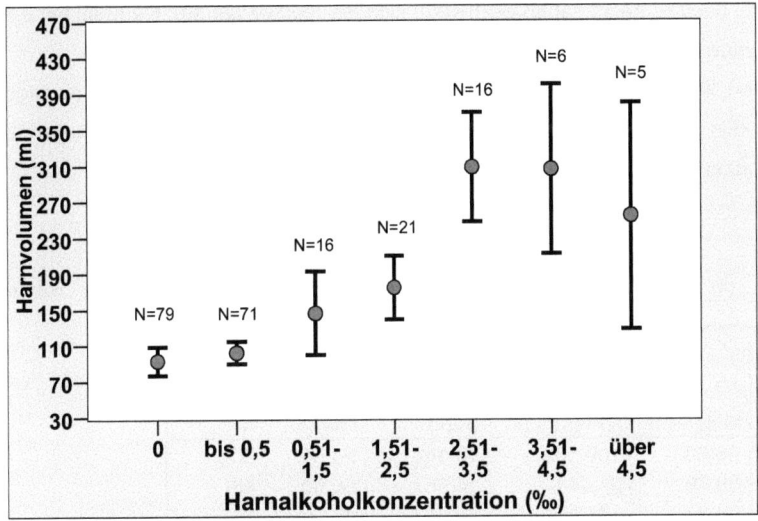

Harnvolumen (ml) bei unterschiedlicher Harnalkoholkonzentration bei Frauen, N = 71

Mittelwert ± Standardfehler:

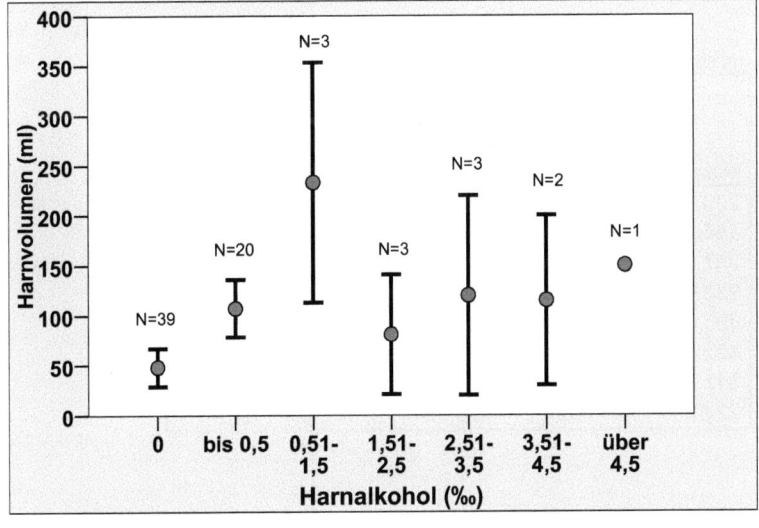

Ebenfalls hochsignifikant und schlüssig, wie in der Graphik dargestellt, ist bei den Männern eine steigende Harnalkoholkonzentration mit einem vermehrten Harnblasenvolumen assoziiert (Kruskal-Wallis-Test: p < 0,001), wobei der geringste Wert mit 93 ± 139 ml bei 0 ‰ beschrieben wurde und sich ein Anstieg auf 307 ± 230 ml bei 3,5-4,5 ‰ beobachten ließ.

Bei den Frauen konnte trotz errechneter Signifikanz von p = 0,010 aufgrund niedriger Fallzahlen kein eindeutig vermehrtes Harnblasenvolumen bei steigender Harnalkoholkonzentration beobachtet werden.

Harnvolumen (in ml) bei unterschiedlichem Harnalkohol bei kurzer/sehr kurzer Agoniedauer:

Harnalkohol	Mittelwert	Standard-abweichung	Standard-fehler des Mittel-wertes	Median	N
0 ‰	68,63	109,562	14,144	20,00	60
bis 0,5 ‰	89,78	97,441	14,367	50,00	46
0,51-1,5 ‰	96,27	131,161	39,547	45,00	11
1,51-2,5 ‰	117,36	120,634	36,373	110,00	11
2,51-3,5 ‰	266,92	165,247	45,831	280,00	13
3,51-4,5 ‰	75,00	35,355	25,000	75,00	2
über 4,5 ‰	3,00	.	.	3,00	1
Insgesamt	98,76	124,652	10,388	47,50	144

Harnvolumen (ml) bei unterschiedlichem Harnalkohol bei langer Agoniedauer:

Harnalkohol	Mittelwert	Standard-abweichung	Standard-fehler des Mittel-wertes	Median	N
0 ‰	200,31	191,629	47,907	170,00	16
bis 0,5 ‰	134,18	120,897	25,775	100,00	22
0,51-1,5 ‰	257,00	254,745	113,925	190,00	5
1,51-2,5 ‰	238,00	184,017	58,191	210,00	10
2,51-3,5 ‰	490,00	471,487	272,213	400,00	3
3,51-4,5 ‰	422,50	186,615	93,307	390,00	4
über 4,5 ‰	317,50	281,943	140,971	260,00	4
Insgesamt	222,69	211,129	26,391	180,00	64

Hervorzuheben ist bei der sehr kurzen/kurzen Agonie eine signifikante Harnvolumenzunahme bei steigender Harnalkoholkonzentration (Kruskal-Wallis-Test: p = 0,002), während bei der langen Agoniedauer keine bedeutsame Signifikanz festzustellen war (Kruskal-Wallis-Test: p = 0,105).

4.3.9 Bekleidung

Harnvolumen (ml) bei verschiedener Bekleidung bei Männern, N = 223
Mittelwert ± Standardfehler:

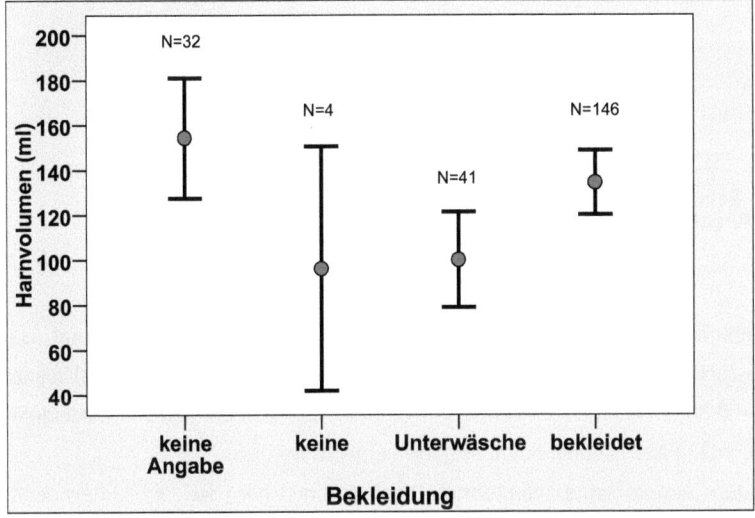

Harnvolumen (in ml) bei unterschiedlicher Bekleidung bei Frauen, N = 77
Mittelwert ± Standardfehler:

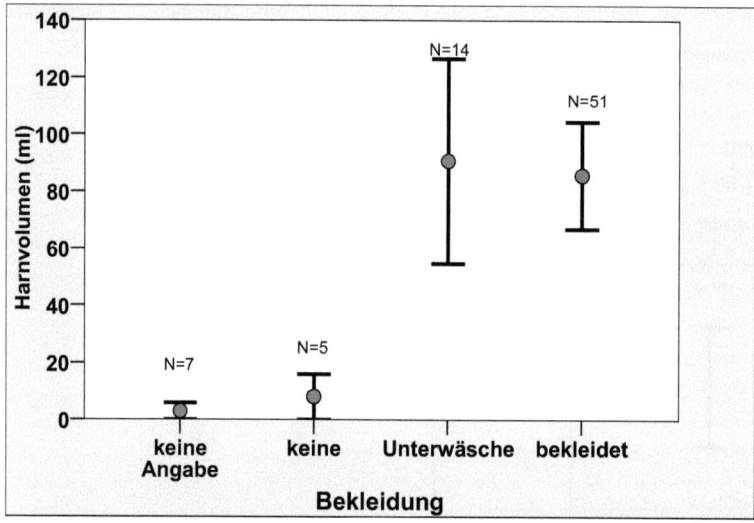

Insgesamt gesehen lässt sich bei den Männern keine klare Beeinflussung des Bekleidungszustandes hinsichtlich des Harnblasenfüllungsvolumens erkennen (Kruskal-Wallis-Test: p = 0,353). Das meiste Harnblasenvolumen fand sich bei den voll Bekleideten (134 ± 172 ml), in 32 Fällen konnte keine Angabe gemacht werden.

Bei den Frauen konnte eine vermehrte Blasenfüllung bei den in Unterwäsche Verstorbenen (90 ± 134 ml) und den Bekleideten (85 ± 133 ml) beobachtet werden, während bei Verstorbenen ohne Bekleidung eine Blasenfüllung von 8 ± 17 ml nachweisbar war. Somit besteht eine signifikante Assoziation zwischen dem Bekleidungszustand und der Blasenfüllung (Kruskal-Wallis-Test: p = 0,019).

4.3.10 Verletzung

Harnvolumen (in ml) bei unterschiedlicher Verletzung bei Männern:

Verletzungen	Mittelwert	Standard-abweichung	Standard-fehler des Mittel-wertes	Median	N
keine	127,46	158,048	12,158	65,00	169
oberfl. Sturzverletzung	545,00	361,156	180,578	525,00	4
schwere Kopf-Hirn-Verletzung	82,74	90,828	18,939	50,00	23
schwere Rumpfverletzung	135,15	129,265	28,904	110,00	20
Verbrennung	108,60	109,589	49,010	90,00	5
Polytrauma	95,00	63,640	45,000	95,00	2
Insgesamt	130,31	162,822	10,903	70,00	223

Harnvolumen (in ml) bei unterschiedlicher Verletzung bei Frauen:

Verletzungen	Mittelwert	Standard-abweichung	Standard-fehler des Mittel-wertes	Median	N
keine	56,52	104,419	13,711	9,00	58
oberfl. Sturzverletzung	,00	.	.	,00	1
schwere Kopf-Hirn-Verletzung	241,83	222,360	90,778	225,00	6
schwere Rumpfverletzung	105,56	121,667	40,556	60,00	9
Polytrauma	6,67	11,547	6,667	,00	3
Insgesamt	74,01	125,770	14,333	15,00	77

In den oben dargestellten Graphiken besteht keine signifikante Assoziation zwischen der Art der Verletzung und dem Blasenvolumen (Kruskal-Wallis-Test: Männer p = 0,111, Frauen p = 0,013). Bei den meisten Verstorbenen waren keine Verletzungen nachweisbar. Auffällig war bei den Männern in vier Fällen ein Blasenvolumen von 545 ± 361 ml nach oberflächlicher Sturzverletzung, bei sechs Frauen konnte nach schwerer Kopf- und Hirnverletzung ein Blasenvolumen von 242 ± 22 ml nachgewiesen werden.

4.3.11 Harn- und/oder Kotabgang

Harnvolumen (in ml) mit vs. ohne Harnabgang bei Männern, N = 223
Mittelwert ± Standardfehler:

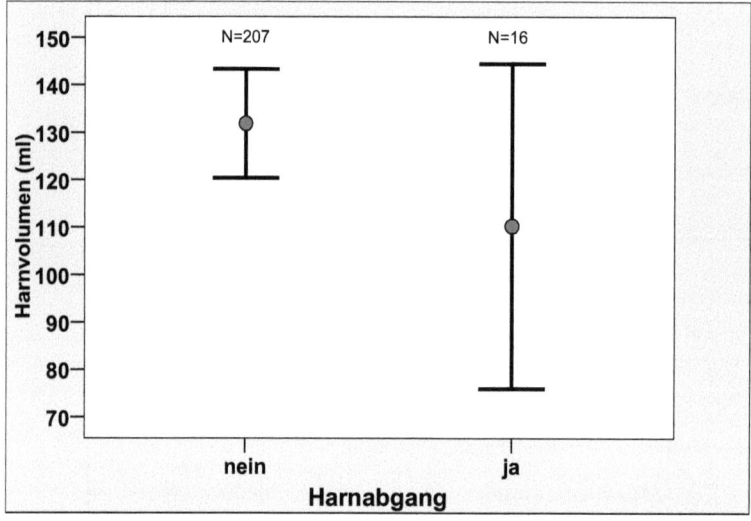

Harnvolumen (in ml) mit vs. ohne Harnabgang bei Frauen, N = 77
Mittelwert ± Standardfehler:

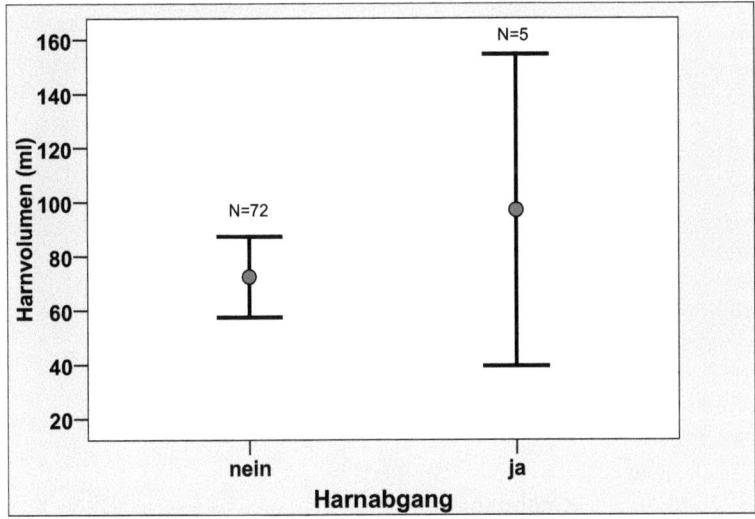

Wie in den Graphiken dargestellt, hatten Männer ein annähernd doppelt so großes Harnvolumen wie die Frauen (130 ± 163 ml vs. 74 ± 126 ml). Es besteht jedoch bei beiden Geschlechtern keine signifikante Assoziation zwischen Harnabgang und Blasenvolumen (Mann-Whitney-U-Test: Männer p = 0,550; Frauen p = 0,441).

Harnvolumen (in ml) mit vs. ohne Kotabgang bei Männern, N = 223
Mittelwert ± Standardfehler:

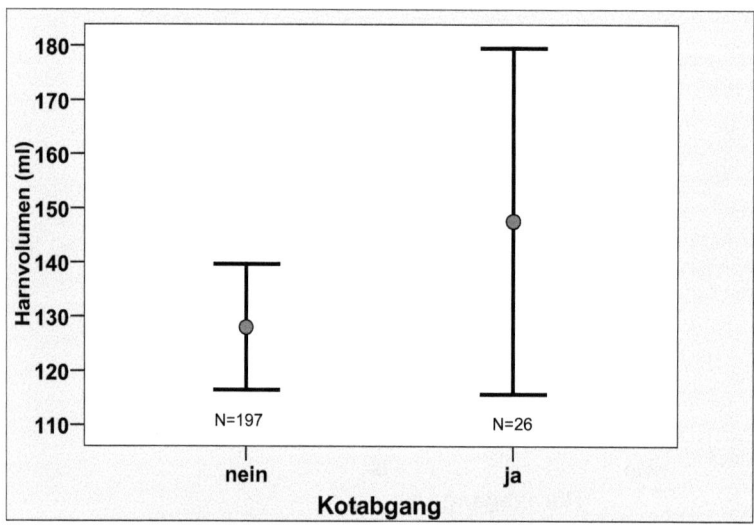

Harnvolumen (in ml) mit vs. ohne Kotabgang bei Frauen, N = 77
Mittelwert ± Standardfehler:

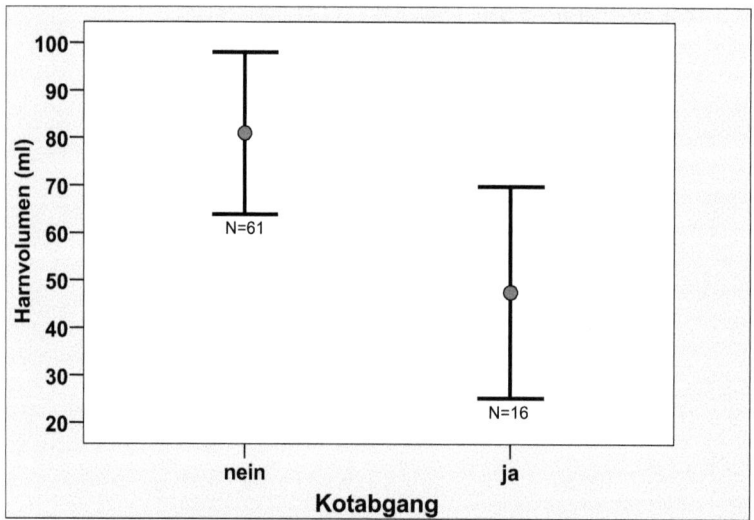

Wie aus den Graphiken ersichtlich, besteht keine Signifikanz zwischen Kotabgang und Harnvolumen (Mann-Whitney-U-Test: Männer p = 0,475; Frauen p = 0,402). Bei den Frauen ist das Harnvolumen ohne Kotabgang doppelt so groß wie ohne Kotabgang (81 ± 133 ml vs. 48 ± 89 ml).

4.3.12 Nierengewicht

Harnvolumen (in ml) bei unterschiedlichem Nierengewicht bei Männern, N = 210
Mittelwert ± Standardfehler:

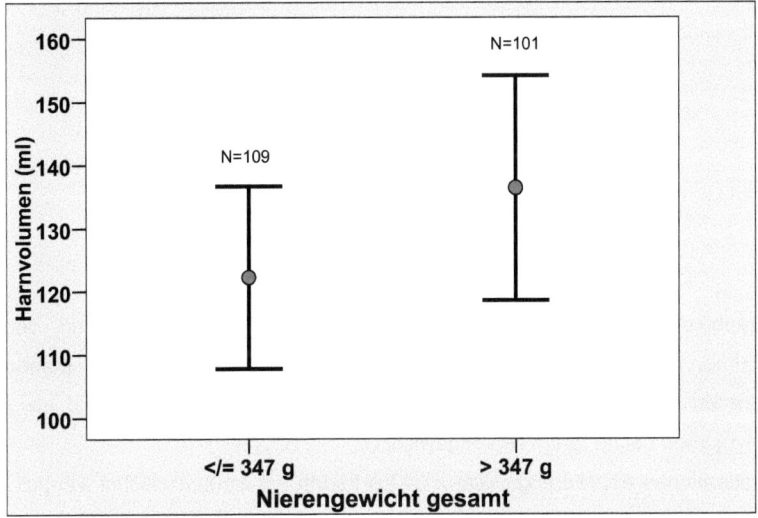

Harnvolumen (in ml) bei unterschiedlichem Nierengewicht bei Frauen, N = 75
Mittelwert ± Standardfehler:

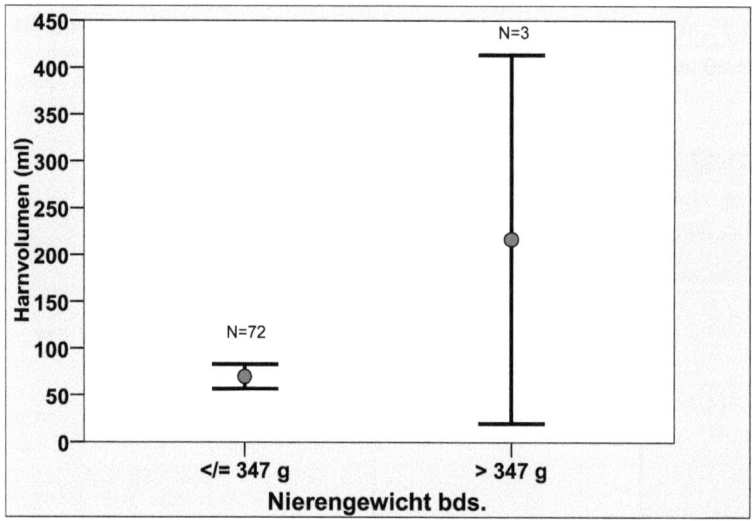

Aus den Graphiken geht hervor, dass zwischen dem Nierengewicht und dem Harnblasenvolumen keine signifikante Assoziation besteht (Mann-Whitney-U-Test: Männer p = 0,919; Frauen p = 0,460). Man beobachtet jedoch bei den Männern ein etwas größeres Harnvolumen bei höherem Nierengewicht.

Da nur drei Patientinnen ein Nierengewicht > 347 g hatten, ist ein statistischer Vergleich wenig sinnvoll. Auffällig ist, dass Patientinnen mit einem Nierengewicht oberhalb des Mittelwertes von 347 g im Mittel ein ca. dreifach höheres Blasenfüllungsvolumen hatten als die Patientinnen ≤ des Mittelwertes.

Harnvolumen (in ml) bei unterschiedlichem Nierengewicht bei kurzer Agoniedauer:

Nieren bds.	Mittelwert	Standard-abweichung	Standard-fehler des Mittel-wertes	Median	N
≤ 347 g	102,68	114,359	12,786	62,50	80
> 347 g	81,13	129,149	16,271	28,00	63
Insgesamt	93,18	121,134	10,130	40,00	143

Harnvolumen (in ml) bei unterschiedlichem Nierengewicht bei langer Agoniedauer:

Nieren bds.	Mittelwert	Standard-abweichung	Standard-fehler des Mittel-wertes	Median	N
</= 347 g	204,04	226,310	46,195	150,00	24
> 347 g	240,69	209,990	34,998	180,00	36
Insgesamt	226,03	215,528	27,825	180,00	60

Wie aus den aufgeführten Tabellen hervorgeht, zeigte sich nur bei der langen Agoniedauer ein größeres Harnvolumen bei höherem Nierengewicht.

4.3.13 Herzgewicht

Harnvolumen (in ml) bei unterschiedlichem Herzgewicht bei Männern:

Herzgewicht	Mittelwert	Standard-abweichung	Standard-fehler des Mittel-wertes	Median	N
200-250 g	150,00	14,142	10,000	150,00	2
251-300 g	86,00	89,745	27,059	50,00	11
301-350 g	147,79	131,795	21,104	100,00	39
351-400 g	123,10	190,936	26,478	60,00	52
401-450 g	155,17	175,691	25,627	90,00	47
451-500 g	163,07	173,493	33,389	100,00	27
über 500 g	90,95	152,743	25,111	20,00	37
Insgesamt	132,43	164,542	11,222	70,00	215

Harnvolumen (in ml) bei unterschiedlichem Herzgewicht bei Frauen:

Herzgewicht	Mittelwert	Standardabweichung	Standardfehler des Mittelwertes	Median	N
200-250 g	128,00	144,464	40,067	11,00	13
251-300 g	71,18	133,282	32,326	30,00	17
301-350 g	56,35	98,418	23,870	20,00	17
351-400 g	43,13	74,100	19,133	10,00	15
401-450 g	204,00	238,940	106,857	150,00	5
451-500 g	33,33	81,650	33,333	,00	6
über 500 g	,00	.	.	,00	1
Insgesamt	77,01	127,412	14,811	20,00	74

Es bestand bei beiden Geschlechtern kein signifikanter Unterschied zwischen Herzgewicht und Harnvolumen (Kruskal-Wallis-Test: Männer p = 0,098; Frauen p = 0,115). Es konnte jedoch bei den Männern ein kontinuierlicher Harnvolumenanstieg zwischen einem Gewicht von 350-500 g beobachtet werden. Auffällig bei den Frauen war in fünf Fällen ein Harnvolumen von 204 ± 239 ml bei einem Herzgewicht von 400-450 g.

4.3.14 Mageninhalt

Harnvolumen (in ml) bei verschiedenen Mageninhaltvolumen bei Männern:

Magen-inhaltvolumen	Mittelwert	Standard-abweichung	Standard-fehler des Mittel-wertes	Median	N
leer	168,33	176,775	51,031	140,00	12
bis 50 ml	90,08	118,992	16,999	45,00	49
51-100 ml	170,68	205,458	33,777	100,00	37
101-200 ml	151,91	163,139	24,054	110,00	46
201-300 ml	146,13	181,384	32,577	60,00	31
301-400 ml	81,94	106,040	24,994	70,00	18
401-500 ml	134,71	194,851	47,258	25,00	17
über 500 ml	79,08	89,642	24,862	50,00	13
Insgesamt	130,31	162,822	10,903	70,00	223

Harnvolumen (in ml) bei unterschiedlichem Mageninhaltvolumen bei Frauen:

Magen-inhaltvolumen	Mittelwert	Standard-abweichung	Standard-fehler des Mittel-wertes	Median	N
leer	30,80	47,898	15,147	9,00	10
bis 50 ml	77,62	110,349	21,641	13,00	26
51-100 ml	98,00	167,521	41,880	22,50	16
101-200 ml	128,18	171,876	51,823	45,00	11
201-300 ml	75,00	136,991	68,496	10,00	4
301-400 ml	15,83	18,552	7,574	10,00	6
401-500 ml	,00	,000	,000	,00	2
über 500 ml	,00	,000	,000	,00	2
Insgesamt	74,01	125,770	14,333	15,00	77

Aus den Tabellen lässt sich keine signifikante Assoziation zwischen Mageninhaltvolumen und Harnvolumen ableiten (Kruskal-Wallis-Test: Männer p = 0,136; Frauen p = 0,389).
Bei den Männern zeigten sich erhöhte Harnvolumen zwischen 146-170 ml bei leerem und mit 50-300 ml bei gefülltem Magen.

Harnvolumen (in ml) bei verschiedenem Verdauungszustand bei Männern:

Verdauungszustand	Mittelwert	Standard-abweichung	Standard-fehler des Mittel-wertes	Median	N
unverdaut	140,61	182,855	16,226	70,00	127
verdaut	109,31	123,254	13,448	67,50	84
keine Angabe	168,33	176,775	51,031	140,00	12
Insgesamt	130,31	162,822	10,903	70,00	223

Harnvolumen (in ml) bei unterschiedlichem Verdauungszustand bei Frauen:

Verdauungszustand	Mittelwert	Standard-abweichung	Standard-fehler des Mittel-wertes	Median	N
unverdaut	93,10	152,956	27,472	25,00	31
verdaut	69,58	113,262	18,877	9,00	36
keine Angabe	30,80	47,898	15,147	9,00	10
Insgesamt	74,01	125,770	14,333	15,00	77

Aus den dargestellten Tabellen geht bei beiden Geschlechtern hervor, dass bei unverdautem Mageninhalt die Harnblasen mehr gefüllt waren als beim verdauten (Männer 141 ± 183 ml vs. 109 ± 123 ml; Frauen 93 ± 153 ml vs. 70 ± 113 ml).
Insgesamt gesehen lässt sich keine klare Beeinflussung des Verdauungszustandes hinsichtlich des Harnvolumens erkennen (Kruskal-Wallis-Test: Männer p = 0,525; Frauen p = 0,552).

4.3.15 Harnbeschaffenheit und Harnfarbe

Harnvolumen (in ml) bei verschiedener Harnbeschaffenheit bei Männern, N = 223
Mittelwert ± Standardfehler:

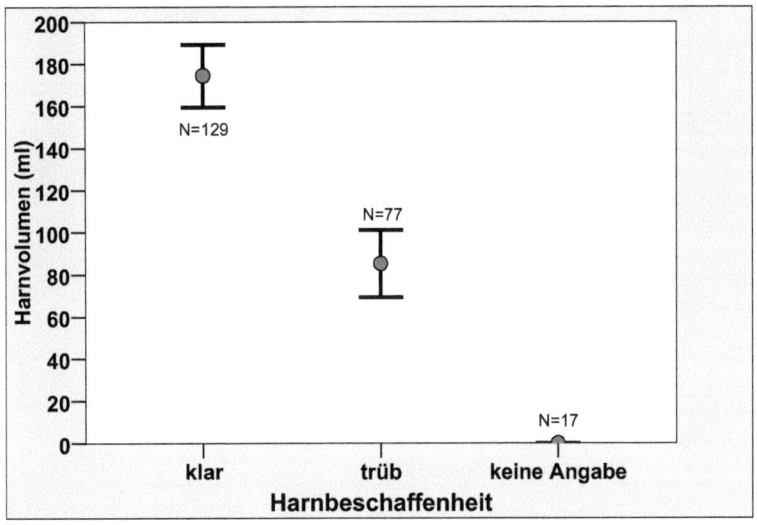

Harnvolumen (in ml) bei unterschiedlicher Harnbeschaffenheit bei kurzer Agoniedauer bei Männern:

Harnbeschaffenheit	Mittelwert	Standard-abweichung	Standard-fehler des Mittel-wertes	Median	N
klar	134,07	126,329	13,702	100,00	85
trüb	59,20	106,915	14,549	15,00	54
Insgesamt	104,99	124,280	10,541	50,00	139

Harnvolumen (in ml) bei unterschiedlicher Harnbeschaffenheit bei langer Agoniedauer bei Männern:

Harnbeschaffenheit	Mittelwert	Standard-abweichung	Standard-fehler des Mittel-wertes	Median	N
klar	260,00	214,811	33,146	200,00	42
trüb	166,60	191,364	42,790	95,00	20
Insgesamt	229,87	210,615	26,748	180,00	62

Harnvolumen (ml) bei unterschiedlicher Harnbeschaffenheit bei Frauen, N = 77
Mittelwert ± Standardfehler:

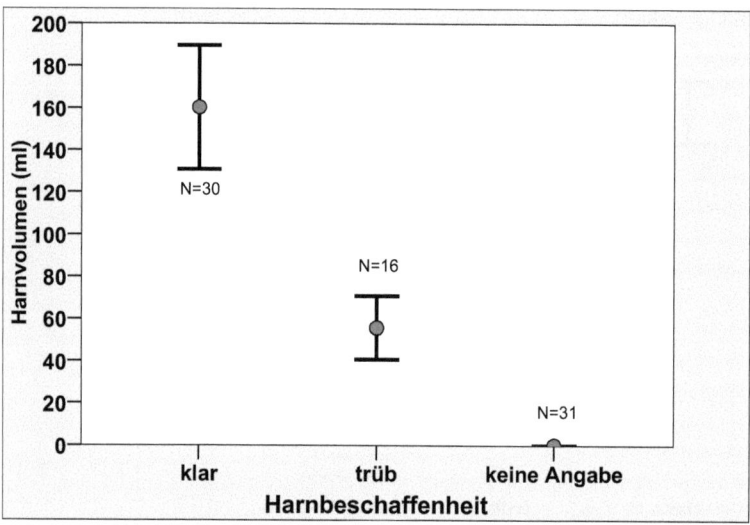

Harnvolumen (in ml) bei unterschiedlicher Harnbeschaffenheit bei kurzer Agoniedauer bei Frauen:

Harnbeschaffenheit	Mittelwert	Standard-abweichung	Standard-fehler des Mittel-wertes	Median	N
klar	143,25	178,160	44,540	50,00	16
trüb	25,71	14,268	5,393	25,00	7
Insgesamt	107,48	157,337	32,807	35,00	23

Harnvolumen (in ml) bei unterschiedlicher Harnbeschaffenheit bei langer Agoniedauer bei Frauen:

Harnbeschaffenheit	Mittelwert	Standard-abweichung	Standard-fehler des Mittel-wertes	Median	N
klar	176,82	159,503	48,092	200,00	11
trüb	79,11	72,566	24,189	45,00	9
Insgesamt	132,85	134,516	30,079	90,00	20

Bei klarem Urin war bei den Männern das mittlere Blasenvolumen mehr als doppelt so groß wie bei trübem Urin (174 ± 170 ml vs. 85 ± 140 ml, p < 0,001), sowohl während der sehr kurzen/kurzen als auch der langen Agoniedauer, ebenso bei Frauen sowohl bei sehr kurzer/kurzer als auch langer Agoniedauer (160 ± 161 ml vs. 56 ± 60 ml, p < 0,001).

4.3.16 Drogeneinnahme

Harnvolumen (in ml) mit vs. ohne Drogeneinnahme bei Männern, N = 223
Mittelwert ± Standardfehler:

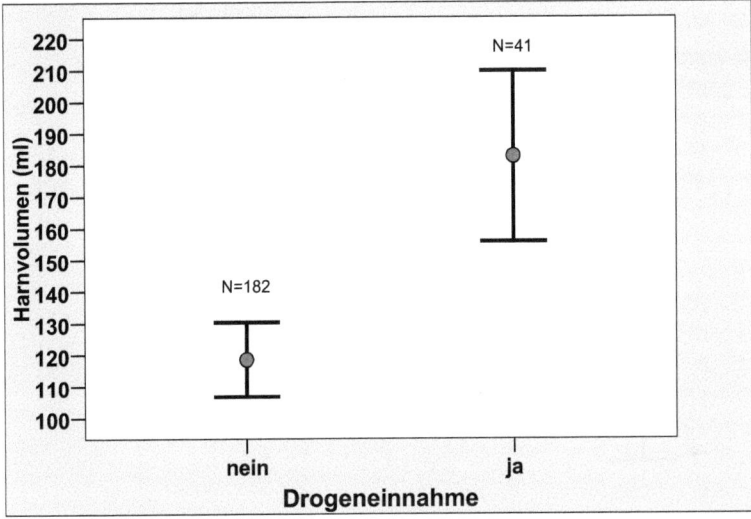

Harnvolumen (in ml) mit und ohne Drogeneinnahme bei kurzer Agoniedauer bei Männern:

Drogeneinnahme	Mittelwert	Standard-abweichung	Standard-fehler des Mittel-wertes	Median	N
nein	91,38	118,622	9,920	40,00	143
ja	169,44	163,104	54,368	140,00	9
Insgesamt	96,01	122,407	9,929	42,50	152

Harnvolumen (in ml) mit und ohne Drogeneinnahme bei langer Agoniedauer bei Männern:

Drogeneinnahme	Mittelwert	Standard-abweichung	Standard-fehler des Mittel-wertes	Median	N
nein	258,91	237,197	41,931	210,00	32
ja	186,47	177,815	31,433	100,00	32
Insgesamt	222,69	211,129	26,391	180,00	64

Harnvolumen (in ml) mit vs. ohne Drogeneinnahme bei Frauen, N = 77
Mittelwert ± Standardfehler:

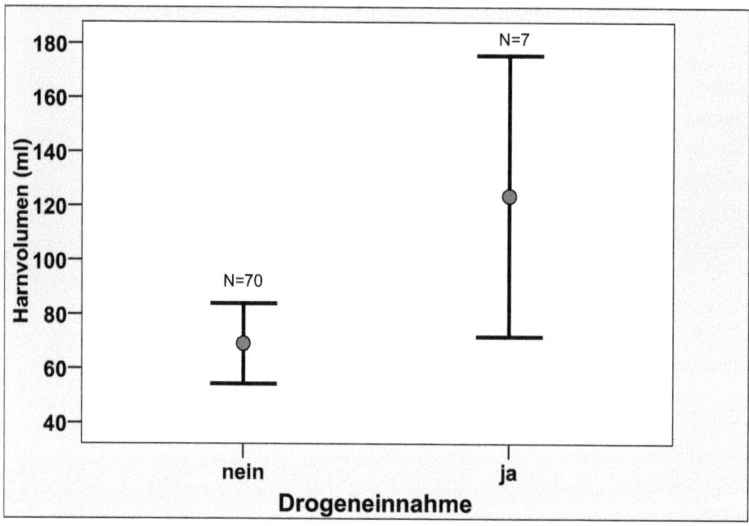

Harnvolumen (in ml) mit und ohne Drogeneinnahme bei kurzer Agoniedauer bei Frauen:

Drogeneinnahme	Mittelwert	Standard-abweichung	Standard-fehler des Mittel-wertes	Median	N
nein	56,18	124,957	18,838	5,50	44
Insgesamt	56,18	124,957	18,838	5,50	44

Harnvolumen (in ml) mit und ohne Drogeneinnahme bei langer Agoniedauer bei Frauen:

Drogeneinnahme	Mittelwert	Standard-abweichung	Standard-fehler des Mittel-wertes	Median	N
nein	94,32	130,754	29,997	20,00	19
ja	123,57	137,317	51,901	80,00	7
Insgesamt	102,19	130,423	25,578	35,00	26

Hochsignifikant und schlüssig, wie in den Graphiken dargestellt, ist der Drogenkonsum mit einem vermehrten Harnvolumen assoziiert (Mann-Whitney-U-Test: Männer p = 0,001; Frauen p = 0,049). Bei beiden Geschlechtern war nach Drogeneinnahme ein etwa doppelt so großes Harnvolumen nachweisbar. Das größte Harnvolumen war bei den Männern nach Einnahme von Morphin (199 ± 204 ml), Methadon (167 ± 145 ml) und Heroin (205 ± 137 ml) zu beobachten.

Bei den Frauen waren es Methadon (200 ± 200 ml) und Cocain (100 ± 0 ml).

Bemerkenswert war bei den Männern nach Drogenkonsum und langer Agoniedauer keine Zunahme des Harnvolumens, im Gegensatz zur sehr kurzen/kurzen Agoniedauer.

Bei den Frauen konnte nach Drogenkonsum in keinem Fall eine sehr kurze/kurze Agoniedauer zugeordnet werden, bei den Fällen mit langer Agoniedauer nach Drogenkonsum zeigte sich ein vermehrtes Harnvolumen.

4.3.17 Medikamenteneinnahme

Harnvolumen (in ml) mit vs. ohne Medikamenteneinnahme bei Männern, N = 223

Mittelwert ± Standardfehler:

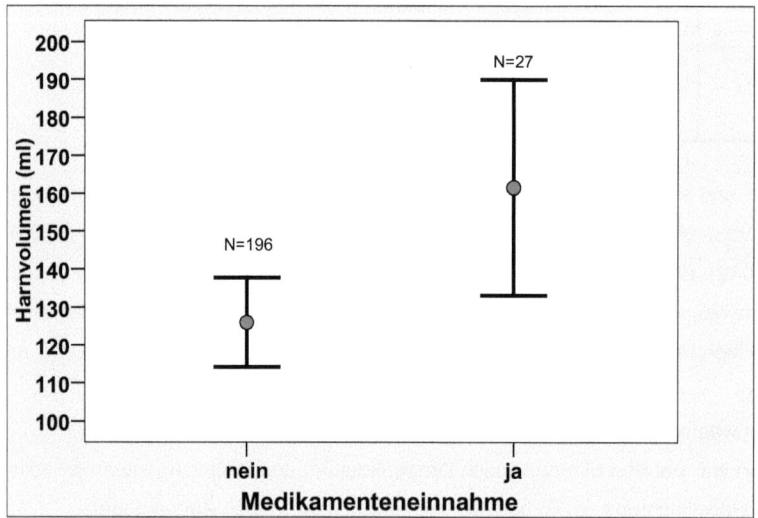

Harnvolumen (in ml) mit und ohne Medikamenteneinnahme bei kurzer Agoniedauer bei Männern:

Medikamenten-einnahme	Mittelwert	Standard-abweichung	Standard-fehler des Mittel-wertes	Median	N
nein	89,25	116,340	10,050	35,00	134
ja	146,28	155,442	36,638	105,00	18
Insgesamt	96,01	122,407	9,929	42,50	152

Harnvolumen (in ml) mit und ohne Medikamenteneinnahme bei langer Agoniedauer bei Männern:

Medikamenten-einnahme	Mittelwert	Standard-abweichung	Standard-fehler des Mittel-wertes	Median	N
nein	227,67	221,743	29,900	150,00	55
ja	192,22	133,864	44,621	200,00	9
Insgesamt	222,69	211,129	26,391	180,00	64

Harnvolumen (in ml) mit vs. ohne Medikamenteneinnahme bei Frauen, N = 77
Mittelwert ± Standardfehler:

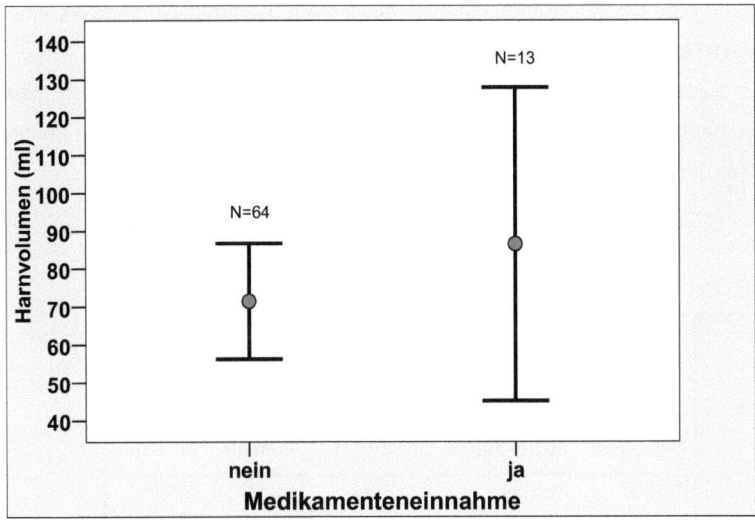

Harnvolumen (in ml) mit und ohne Medikamenteneinnahme bei kurzer Agoniedauer bei Frauen:

Medikamenten-einnahme	Mittelwert	Standard-abweichung	Standard-fehler des Mittel-wertes	Median	N
nein	55,46	125,951	20,706	8,00	37
ja	60,00	129,228	48,844	,00	7
Insgesamt	56,18	124,957	18,838	5,50	44

Harnvolumen (in ml) mit und ohne Medikamenteneinnahme bei langer Agoniedauer bei Frauen:

Medikamenteneinnahme	Mittelwert	Standard-abweichung	Standard-fehler des Mittel-wertes	Median	N
nein	97,60	118,597	26,519	42,50	20
ja	117,50	176,741	72,154	12,50	6
Insgesamt	102,19	130,423	25,578	35,00	26

Sowohl beim Mann als auch bei der Frau konnten erhöhte Harnvolumen nach Medikamenteneinnahme festgestellt werden. Insgesamt betrachtet lässt sich jedoch keine klare Beeinflussung der Medikamenteneinnahme hinsichtlich des Harnvolumens erkennen (Mann-Whitney-U-Test: Männer p = 0,072; Frauen p = 0,637).

Bei der sehr kurzen/kurzen Agoniedauer konnte bei beiden Geschlechtern nach Medikamenteneinnahme ein leicht erhöhtes Harnvolumen nachgewiesen werden, ebenso bei langer Agonie, jedoch nur bei den Frauen.

Harnvolumen (in ml) bei unterschiedlichen Medikamentengruppen bei Männern:

Medikamenten-gruppe	Mittelwert	Standard-abweichung	Standard-fehler des Mittel-wertes	Median	N
nicht bekannt	128,67	165,543	11,534	62,50	206
Schlafmittel	247,50	95,000	47,500	250,00	4
Diazepam	114,29	93,248	35,245	100,00	7
Psychopharmaka	165,00	190,700	95,350	130,00	4
Viagra	3,00	.	.	3,00	1
Amphetamine	100,00	.	.	100,00	1
Insgesamt	130,31	162,822	10,903	70,00	223

Harnvolumen (in ml) bei unterschiedlichen Medikamentengruppen bei Frauen:

Medikamenten-gruppe	Mittelwert	Standard-abweichung	Standard-fehler des Mittel-wertes	Median	N
nicht bekannt	72,75	122,089	14,916	20,00	67
Schlafmittel	,00	,000	,000	,00	2
Diazepam	25,00	35,355	25,000	25,00	2
Psychopharmaka	133,33	230,940	133,333	,00	3
Antihypertensiva	25,00	.	.	25,00	1
Antidepressiva	175,00	247,487	175,000	175,00	2
Insgesamt	74,01	125,770	14,333	15,00	77

Bei den Medikamentengruppen mit den höchsten Harnvolumen handelte es sich um Schlafmittel, Psychopharmaka und Antidepressiva.

6 Diskussion

Bei der hier vorgelegten Dissertation handelt es sich um eine rein retrospektive Arbeit. Unter den 1387 ausgearbeiteten Fällen erwachsener Verstorbener konnten unter Berücksichtigung der Ausschlusskriterien 300 Fälle ausgewertet werden.

Die Ausschlusskriterien umfassten alle möglichen Erkrankungen der Nieren, wie z. B. Tumor oder Pyelonephritis, da dies mit einer verminderten oder pathologisch vermehrten Urinproduktion in Verbindung stehen könnte, das Harnvolumen in der Blase wäre im Vergleich zu Nierengesunden verfälscht. Hierzu zählten auch Verletzungen des Urogenitaltraktes und Harnabflussstörungen wie Prostatahyperplasie. Diabetiker oder Verstorbene mit einem deutlich positiven Uringlucosetest wurden ebenfalls ausgeschlossen, da durch die diuretische Wirkung des Zuckers eine ohnehin deutlich gefüllte Blase zu erwarten wäre. Im Krankenhaus Verstorbene wurden aufgrund eines meist vorhandenen Blasendauerkatheters und somit fast leerer Blase ebenso nicht einbezogen. Zu den weiteren Kriterien, die zu einer ungenauen oder verfälschten Blasenfüllung beigetragen hätten können, gehörten die fortgeschrittene Fäulnis und tiefreichende Verbrennungen mit Beteiligung der inneren Organe.

Reanimierte Patienten wurden wegen der eventuell verlängerten Agonie in Hinsicht auf die Harnblasenfüllung nicht berücksichtigt.

Die Einschätzung der Agoniedauer erwies sich bei den Verstorbenen als sehr schwirig. Es mussten neben Fachliteratur und Obduktionsbefund auch der Polizeibericht und Zeugenaussagen mitberücksichtigt werden. Dabei umfasste die „sehr kurze" Agoniedauer bei dem untersuchten Material den Fenstersturz aus sehr großer Höhe mit Aortenruptur, Herzverletzung oder Hirnstammzerreißung und die Zugüberrollung mit erheblichen Hirnverletzungen oder Dekapitation. Zu der kurzen Agoniedauer zählten der akute Herztod, Verbluten nach Stich/Schnitt oder aus innerer Ursache, Erhängen, Ertrinken, Ersticken, Rauchgasintoxikation, Stromtod, Verbrennen, die stumpfe Verletzung und die Schussverletzung. Die Intoxikationen mit Betäubungsmitteln, Alkohol und Medikamenten sowie die Hirnblutung/Infarkt wurden als „lange Agoniedauer" deklariert.

Diese Einteilung betrifft viele der untersuchten Fälle, in einigen Fällen jedoch war eine individuelle, eventuell abweichende Einschätzung der Agoniedauer, unter anderem nach Berücksichtigung von Zeugenaussagen, unumgänglich.

Nicht immer verstarb der Suizident nach einem Kopfdurchschuss sofort, andererseits wurde in einigen Fällen ein plötzlicher Tod nach intravenöser Verabreichung eines

Betäubungsmittels beobachtet, vermutlich als Folge eines allergischen Schocks [41], obwohl in diesem Fall von einer langen Agoniedauer im Stundenbereich auszugehen war. Es gelang jedoch in den meisten Fällen eine individuelle Zuteilung der Agoniedauer.

Quantitative Daten über typische postmortale Harnblasenvolumen und vor allem deren eventuelle Beziehung zu hier interessierenden Einflussfaktoren wie z. B. der Agonieform konnten trotz umfangreicher Suche in der Literatur nicht ermittelt werden [5, 11, 12, 19, 20, 23, 31].

Es finden sich nur wenige Berichte von erhöhtem postmortalem Harnblasenvolumen nach langer Liegedauer, wie z. B. nach Intoxikationen mit Alkohol, Medikamenten oder Betäubungsmitteln [16, 23].

Bei der eigenen Auswertung zeigte sich ein Zusammenhang zwischen der Agoniedauer und dem Harnblasenvolumen. Es fand sich bei den 223 Männern ein Mittelwert der Harnblasenfüllung von 223 ± 211 ml bei langer Agoniedauer im Stundenbereich, bei der kurzen Agonie im Minutenbereich waren es 97 ± 126 ml und bei der sehr kurzen Agoniedauer im Sekundenbereich 84 ± 88 ml. Es wurden also bei Verstorbenen mit langer im Vergleich zur kurzen Agoniedauer im Mittel annähernd dreifach größere Harnvolumen ermittelt.

Bei den Frauen, die nur in 77 Fällen vertreten waren, konnte dieses Ergebnis nicht bestätigt werden, wobei bei Frauen aus anatomischen Gründen eine viel leichtere Möglichkeit eines agonalen und auch postmortalen Urinabgangs besteht, besonders bei stark gefüllter Blase. Lediglich in einem Fall konnte ein sicherer Harnabgang dokumentiert werden.

Es zeigten sich in acht Fällen vermehrt gefüllte Harnbasen von 173 ± 227 ml bei der sehr kurzen Agoniedauer im Sekundenbereich. Da diese Fallmenge vernachlässigbar klein ist, geht man von einer vermehrten Harnblasenfüllung von 103 ± 130 ml bei der langen und von 30 ± 70 ml bei der kurzen Agoniedauer aus. Auch hier, wie bei den Männern, sind die Harnvolumen bei langer Agoniedauer dreifach größer als bei der kurzen.

Dieses Ergebnis lässt sich auf die lange Liegedauer der Noch-Patienten zurückführen, der Urin wird bis zum Individualtod weiterproduziert, und zwar trotz der lebensbedrohlichen Herabsetzung der wichtigsten Funktionen des Organismus wie Atmung oder Kreislauf während der agonalen Phase.

Bei den Todesursachen konnte dementsprechend ein vermehrtes Harnblasenvolumen bei der Betäubungsmittelintoxikation, Alkoholintoxikation, Insulinintoxikation, Erfrieren und der

Pneumonie beobachtet werden, man geht hierbei in den meisten Fällen von länger dauernder Agonie aus.

Zum Vorschein kamen deutlich größere Harnvolumen nach Drogeneinnahme, sowohl bei den Männern (182 ± 173 ml) als auch bei den Frauen (123 ± 137 ml). Dies könnte durch die zumeist lange Liegedauer der Noch-Patienten erklärt werden, somit durch eine lange Agoniedauer. Zusätzlich bewirkt Morphin durch Steigerung des Muskeltonus der glatten Muskulatur an der Harnblase einen Harnverhalt [11]. Zumeist handelte es sich um die Einnahme von Morphin, Heroin und Methadon.

Ähnlich verhält es sich nach Medikamenteneinnahme. Hier konnten bei beiden Geschlechtern erhöhte Harnvolumen festgestellt werden.

Auffällig war bei den Männern eine steigende Blutalkoholkonzentration mit einem vermehrten Harnblasenvolumen assoziiert. Während bei 0 ‰ ein Mittelwert von 96 ± 137 ml ermittelt wurde, waren es bei 3,5-4,5 ‰ 305 ± 237 ml. Bei der Harnalkoholkonzentration zeigte sich ein ähnliches Bild, bei 0 ‰ wurden 93 ± 139 ml beschrieben, bei 3,5-4,5 ‰ waren es 307 ± 230 ml.

Dieses beobachtete Bild ist auf die stark diuretische Wirkung des Alkohols mit vermehrter Urinproduktion zurückzuführen [10].

Bei Frauen bestand bei den ausgewerteten 77 Fällen weder eine signifikante Assoziation zwischen der Blutalkoholkonzentration noch der Harnalkoholkonzentration und dem Harnvolumen.

Bei den durchgeführten Auswertungen konnte bei den Männern ein größeres Harnvolumen von 136 ± 179 ml bei höherem Nierengewicht von ≥ 347 g gezeigt werden, beim niedrigeren Nierengewicht waren es 122 ± 150 ml. Mit größter Vorsicht könnte angenommen werden, dass mit zunehmendem Nierengewicht die produzierte Harnmenge steigt.

Beobachtet werden konnten verschiedene Harnblasenvolumen bei unterschiedlichem äußerem Aussehen des Urins. Bei klarem Urin war bei den Männern das mittlere Blasenvolumen mehr als doppelt so groß wie bei trübem Urin, bei den Frauen fast dreifach. Bei den Männern zeigte sich beim wässrigen Urin ein Harnvolumen von 168 ± 227 ml, bei gelbem Urin waren es 140 ± 164 ml.

Bei der in dieser Dissertation ausgewerteten Fallmenge von 300 Verstorbenen besitzt das Ergebnis dieser Arbeit nur eine begrenzte Aussagekraft. Ebenso war es nicht immer möglich, die genaue Dauer der agonalen Phase zu eruieren, zum Beispiel erfolgte ein durch Betäubungsmittel verursachter Tod mit normalerweise längerer Agoniedauer nach Zeugenaussagen sehr schnell, möglicherweise als Folge eines allergischen Schocks [41] oder eine Stunden dauernde Überlebenszeit nach Kopfdurchschuss in suizidaler Absicht lag vor.

Ein weiterer Aspekt der begrenzten Aussagekraft war der mögliche postmortale Urinabgang. Dieser war in vielen Fällen nicht dokumentiert, eine detaillierte Fundortbeschreibung war unter diesem Aspekt in den meisten Fällen ungenügend.

7 Zusammenfassung

In dieser Arbeit galt es, ein Obduktionsmaterial auf Faktoren mit einem Einfluss auf die postmortale Harnblasenfüllung zu analysieren, dies erfolgte im Hinblick auf die Todesursache und die damit in Verbindung stehende Agoniedauer und anderen bei der Auswertung der Obduktionsbefunde erhobenen Faktoren.

Ausgearbeitet wurden Obduktionsbefunde von 1387 Verstorbenen, die am Institut für Rechtsmedizin der FU-Berlin und am Landesinstitut für gerichtliche Medizin in Berlin in den Jahren 2001 und 2002 obduziert wurden. Nach Berücksichtigung einer Fülle von Ausschlusskriterien, die möglicherweise die Harnblasenfüllung beeinflussten und eine Verfälschung der Ergebnisse zur Folge hätten, erfolgte die Auswertung von 300 Verstorbenen, davon waren etwa ¾ männlich. Mit Hilfe von entsprechenden Angaben in der Literatur, Obduktionsbefunden, Polizeiberichten und Zeugenaussagen wurde versucht, jedem Verstorbenen eine individuelle Dauer der agonalen Phase zuzuordnen. So konnte eine Unterteilung in eine sehr kurze (25 Fälle), kurze (171 Fälle) und lange Agoniedauer (90 Fälle) erfolgen.

Es zeigten sich vermehrte Harnblasenfüllungen bei Verstorbenen, bei denen man von einer langen Agoniedauer im Stundenbereich ausging. Hierzu gehörten Intoxikationen (Betäubungsmittel (154 ± 157 ml), Alkohol (259 ± 183 ml), Insulin (290 ± 71 ml), Erfrieren (220 ml) und die Pneumonie (260±271 ml).

Die agonale Liegedauer der Noch-Patienten ist entsprechend lang, so dass eine Harnproduktion und Füllung der Harnblase aufrechterhalten wird, und zwar trotz Herabsetzung und Beeinträchtigung lebensnotwendiger Stoffwechselvorgänge wie Atmung und Kreislauf.

Auf der anderen Seite kam zum Vorschein, dass die Blut- und Harnalkoholkonzentration bei den Verstorbenen einen wesentlichen Einfluss auf die Harnblasenfüllung zeigt. Proportional stieg die Harnmenge bei steigendem Blut- und Harnalkoholspiegel. Hierbei zeigte sich im Blut bei den männlichen Verstorbenen bei 0 ‰ ein Mittelwert von 96 ± 137 ml, bei 3,5-4,5 ‰ waren es 305 ± 237 ml. Im Harn wurde bei 0 ‰ ein Wert von 93 ± 139 ml und bei 3,5-4,5 ‰ ein Wert von 307 ± 230 ml ermittelt. Bei den weiblichen Verstorbenen konnte aufgrund niedriger Fallzahlen keine eindeutige Signifikanz nachgewiesen werden.

Sowohl beim Mann als auch bei der Frau konnten erhöhte Harnvolumen nach Drogen- (Männer: 182 ± 172 ml, Frauen: 123 ± 137 ml) und/oder Medikamenteneinnahme (Männer

161 ± 147 ml, Frauen: 86 ± 149 ml) festgestellt werden. Dabei handelte es sich in erster Linie um Morphin und seine Abkömmlinge und Schlafmittel, Psychopharmaka und Diazepam. Auch hier ist mit einer langen Agoniedauer zu rechnen. Nicht unwesentlich war ein Zusammenhang zwischen Nierengewicht und Harnblasenfüllung. Es konnte bei den männlichen Verstorbenen ein größeres Harnvolumen bei höherem Nierengewicht festgestellt werden. Beobachtet werden konnte eine vermehrte Harnblasenfüllung bei klarem, wässrigem Urin, im Gegensatz zum trüben und gelben Urin.

8 Literaturverzeichnis

1. Bartky G. (1983) Disseration, Hohe Blutalkoholkonzentrationen als mitwirkende oder alleinige Todesursache im Sektionsgut des Instituts für Rechtsmedizin der Universität München.
2. van den Berg F. (2000) Angewandte Physiologie, Georg Thieme Verlag.
3. Betz P. L. (2001) Ertrinkungsdiagnostik – gestern und heute, Band 7, Heft 4, Verlag Palm & Enke Erlangen und Jena.
4. Bratzke H., Penning R.(1990) Bolustod - Ersticken oder Vagusreflex? In: B. Brinkmann, K. Püschel (Hrg.) Ersticken. Springer Verlag
5. Brinkmann, Madea (2007) Handbuch gerichtliche Medizin, Springer Verlag, Band I u. II.
6. Brinkmann B., Püschel K. (1990) Ersticken. Fortschritte in der Beweisführung, Springer Verlag Berlin, Heidelberg.
7. Camps, Lucas, Robinson (1976) Gradwohl's Legal Medicine, 3rd. Edition.
8. Cottier H. (1980) Pathogenese. Ein Handbuch für die ärztliche Fortbildung Band 2, Springer Verlag.
9. Di Maio, Dominick J. and s Vincent J. (1989) Forensic Pathology, Elsvier New York.
10. Eisen Georg (1973) Handwörterbuch der Rechtsmedizin Band I, Ferdinand Enke Verlag Stuttgart.
11. Forster Balduin (1986) Praxis der Rechtsmedizin für Mediziner und Juristen, Georg Thieme Verlag Stuttgart, New York.
12. Forster B., Ropohl D. (1989) Rechtsmedizin, 5. Auflage, Ferdinand Enke Verlag Stuttgart.
13. Gerber A. (1976) Rauschmitteltodesfälle. Arch. f. Krim.157, 42, Jan-Jun, Schmidt Römhild Verlag Lübeck.
14. Golenhofen K. (2006) Basislehrbuch Physiologie, 4. Auflage, Urban & Fischer.
15. Gross R., Schölmerich P., Gerok W. (1996) Die Innere Medizin, Schattauer Stuttgart.
16. Harms M. (1985) Disseration, Betäubungsmitteltodesfälle am Institut für Rechtsmedizin in München von 1972-1981, München.
17. Hunger, Dürwald, Tröger (1993) Lexikon der Rechtsmedizin, Kriminalistik Verlag Heidelberg.

18. James, Everette (1980) Legal Medicine, Urban & Schwarzenberg.
19. Kernbach-Wighton G. (2007) Madea B., Praxis Rechtsmedizin, Funktionelle Todesursachen und ihr Nachweis, 2. Auflage, Springer Verlag.
20. Knight B. (1991) Forensic Pathology, Oxford University Press.
21. Knight B. (1991) Simpson's Forensic Medicine, Tenth Edition, Edward Arnold London.
22. Laves W., Berg S. (1965) Agonie, Physiologisch-chemische Untersuchungen bei gewaltsamen Todesarten, Verlag Max Schmidt-Römhild, Lübeck.
23. Lepenies et. Witt 1995
24. Madea B. (2007) Praxis Rechtsmedizin, 2. Auflage, Springer Medizin Verlag Heidelberg.
25. Mallach HJ., Oehmichen M. (1982) Bolustod: Reflex oder Erstickung, Beitr. Ger. Medizin 40:473-485.
26. Maresch, Spann (1987) Angewandte Gerichtsmedizin, 2. Auflage, Urban&Schwarzenberg.
27. Mattig W. (2004) Handbuch gerichtliche Medizin, Brinkmann, Madea, Springer Verlag, Band I.
28. Maxeiner H. (2007), Madea B., Praxis Rechtsmedizin, Gewaltsame Erstickung, 2. Auflage , Springer Medizin Verlag Heidelberg.
29. Moll K.J., M. (1995) Anatomie, Kurzlehrbuch zum Gegenstandskatalog, 14. Auflage, Neckarsulm.
30. Oehmichen M., Madea B. (2007) Madea B., Praxis Rechtsmedizin, 2. Auflage, Springer Verlag.
31. Penning R. (2006) Rechtsmedizin systematisch, 2. Auflage, UNI-MED-Verlag.
32. Pollak S. (2007) Madea B., Praxis Rechtsmedizin, 2. Auflage, Springer Verlag.
33. Polson Cyril John, Gee D.J. (1973) The essentials of forensic medicine, 3rd. Edition, Pergamon Press.
34. Polson Cyril John, Gee D.J., Knight B. (1985) The Essentials of Forensic Medicine, 4th. Edition, Pergamon Press.
35. Ponsold Albert (1967) Lehrbuch der gerichtlichen Medizin für Mediziner und Juristen, 3. Auflage, Georg Thieme Verlag Stuttgart.
36. Prien T., Hönemann C. (2004) Handbuch Gerichtliche Medizin, Brinkmann, Madea, Springer Verlag, Band I.
37. Schmoldt A. (2007) Madea B., Praxis Rechtsmedizin, 2. Auflage, Springer Verlag.

38. Schwerd W. (1992) Rechtsmedizin,5. Auflage, Deutscher Ärzteverlag Köln.
39. Siegenthaler W. (1987) Klinische Pathophysiologie, Georg Thieme Verlag Stuttgart.
40. Thomas C. (1995) Allgemeine Pathologie, 1. Auflage, Schattauer.
41. Vich V. (1972) Plötzlicher Tod bei Heroinsüchtigen: anaphylaktisches Hirnödem, Ärztl. Praxis XXIV, 32, 1739-1742, Gräfelfing.
42. Wagner Marianne (1982) Disseration: Die Bedeutung des Scheintodes aus rechtsmedizinischer Sicht, München.
43. Wirth W., Hecht G., Gloxhuber C. (1971) Toxikologie-Fibel für Ärzte, Apotheker, Naturwissenschaftler und Studierende, Georg Thieme Verlag Stuttgart.
44. Wirth/Strauch (2006) Rechtsmedizin, Grundwissen für die Ermittlungspraxis, 2. Auflage, Kriminalistk Verlag Heidelberg.

9 Fragebogen

Aufgefunden am	:	Monat
Auffindungsort	:	im Freien oder in einem Gebäude
Obduktionstag	:	Tage bis Obduktion
Todesursache	:	akuter Herztod, Verbluten aus innerer Ursache, Btm-Intoxikation, Erhängen, Kopfschuss, stumpfes Polytrauma, Tablettenintoxikation, Hirnblutung/Hirninfarkt, Rauchgasintoxikation, Alkoholintoxikation, Pneumonie, Ertrinken, Verbrennen, Ersticken, Dekapitation, Stromtod, Insulinintoxikation, Verbluten nach Schnitt-/Stichverletzung, Schussverletzung am Rumpf, Lungenarterienembolie, Leberzirrhose, Erfrieren
Agoniedauer	:	„sehr"kurz, kurz, lang, nicht zu klären
Blutalkoholspiegel	:	in ‰
Harnalkoholspiegel	:	in ‰
Bekleidung	:	voll bekleidet, Unterwäsche, nackt
Verletzung	:	keine, oberflächliche Sturzverletzung, schwere Kopf-Hirn-Verletzung, schwere Rumpfverletzung, Verbrennung
Harnabgang	:	bei Leichenschau Harnabgang feststellbar oder nicht
Kotabgang	:	bei Leichenschau Kotabgang feststellbar oder nicht
Nierengewicht links	:	in Gramm
Nierengewicht rechts	:	in Gramm
Herzgewicht	:	in Gramm
Magenvolumen	:	in ml
Mageninhalt	:	unverdaut, verdaut
Harnvolumen	:	in ml
Harnbeschaffenheit	:	klar, trüb
Harnfarbe	:	wässrig, gelb
Drogeneinnahme	:	ja, nein
Drogenart	:	Morphin, Lidocain, Methadon, Cocain, Cannabis

Medikamenteneinnahme: ja, nein

Medikamentenart   :   Diazepam, Psychopharmaka, Theophyllin,
Viagra, Antihypertensiva, Antidepressiva, sonstige Schlafmittel

10 Danksagung

Meinem Doktorvater, Herrn Prof. Maxeiner, danke ich besonders für die Überlassung des Themas, seine freundliche Unterstützung sowie sein geduldiges und humorvolles Bemühen um das Gelingen der Arbeit.

Mein besonderer Dank gilt meiner Ehefrau Agnieszka, die mich mit ihrem ermutigenden Interesse unterstützte und mir immer zur Seite stand.

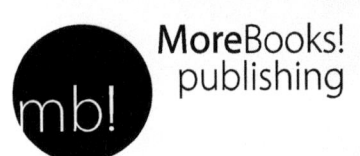

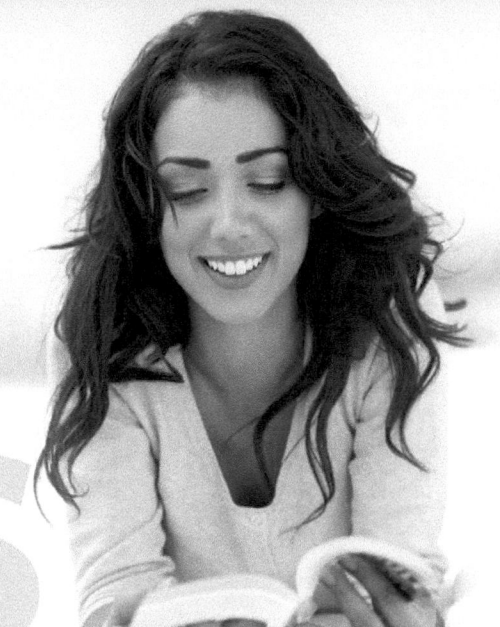

i want morebooks!

Buy your books fast and straightforward online - at one of world's fastest growing online book stores! Environmentally sound due to Print-on-Demand technologies.

Buy your books online at
www.get-morebooks.com

Kaufen Sie Ihre Bücher schnell und unkompliziert online – auf einer der am schnellsten wachsenden Buchhandelsplattformen weltweit! Dank Print-On-Demand umwelt- und ressourcenschonend produziert.

Bücher schneller online kaufen
www.morebooks.de

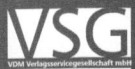

VDM Verlagsservicegesellschaft mbH
Heinrich-Böcking-Str. 6-8   Telefon: +49 681 3720 174   info@vdm-vsg.de
D - 66121 Saarbrücken   Telefax: +49 681 3720 1749 www.vdm-vsg.de

Printed by Books on Demand GmbH, Norderstedt / Germany